シリーズ　こころとからだの処方箋

「働く女性」のライフイベント

―そのサポートの充実をめざして―

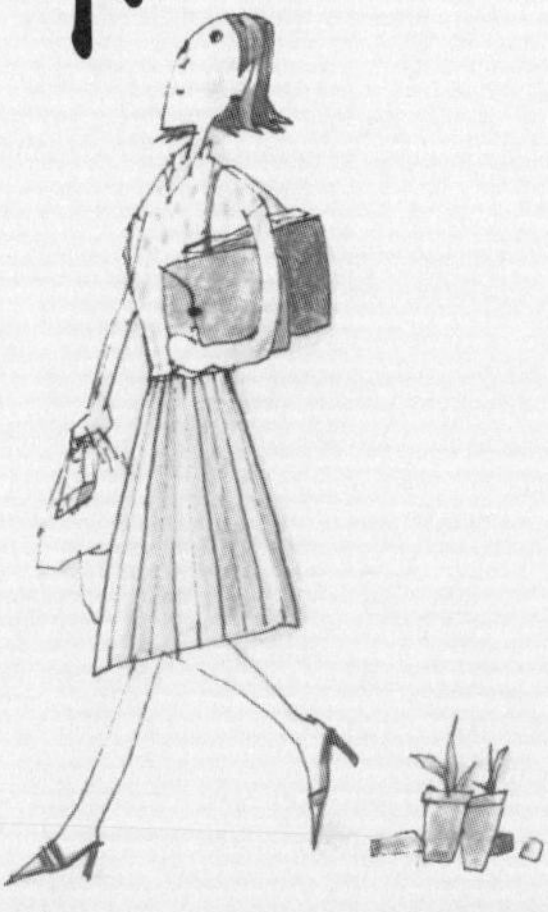

監修●上里一郎

著●馬場房子（亜細亜大学名誉教授）・小野公一（亜細亜大学経営学部教授）

ゆまに書房

監修にあたって

二十一世紀は心の時代だと言われる。いわゆる先進国では、物質的には充足されているが、生きる意味や目標を見つけることができずにいる人々が少なくない。

グローバル化や科学技術の著しい進歩により社会は激しく変動しており、将来を予測することが困難になっている。例えば、労働環境一つを取ってみても、企業は好収益を上げていても、働く者個々で見るとその労働環境は著しく厳しいものになっている。それは、過重な労働条件・リストラの進行・パート社員の増加などに見ることができる。極端な表現をすれば、〝個人の受難の時代〟の到来と言えるかもしれない。労働・地域・社会・家族など、私たちの生活の中に、このようなめまぐるしい変化は影を落としている。自殺者・心身症・うつ・犯罪の若年化や粗暴化などといった社会病現象の増加はその影の具現化でもある。

このシリーズ「こころとからだの処方箋」はこれらの問題に向き合い、これを改善するため、メンタルヘルスの諸問題を多角的に取り上げ、その解決と具体的なメンタルヘルス増進を図ることを主眼として企画された。

テーマの選定にあたっては、人間のライフサイクルを念頭に、年代別（青少年期、壮年期、老年期など）に生じやすい諸問題や、ドメスティック・バイオレンスや事故被害、犯罪被害といった今日的なテーマ、不眠や抑うつなど新たな展開を見せる問題などを取り上げ、第一線の気鋭の研究者、臨床家に編集をお願いした。一冊一冊は独立したテーマであるが、それぞれの問題は相互に深く関連しており、より多くの巻を手に取ることが、読者のより深い理解へと繋がると確信している。

なお、理解を助けるため、症例の紹介、引用・参考文献などを充実させ、また、専門用語にはわかりやすいよう注記を施すなどの工夫をした。本書は、医学・心理学・看護・保健・学校教育・福祉・企業などの関係者はもとより、学生や一般の人々に至るまでを読者対象としており、これら各層の方々に積極的に活用されることを願っている。


上里一郎（あがり・いちろう　広島国際大学学長）

はじめに

　働く女性の「心の健康」に影響を与える要因にはさまざまなものがあり、しかもそれらの要因が複雑に影響しあっていることは、ほぼ四〇年にわたり「働く女性」の行動について研究してきた結果から明らかであると言える。女性の行動は、女性を取り巻く環境の影響を受けているし、また、女性自身の個人的要因の影響もあり、さらに、女性の行動そのものも環境に影響を与えていると考えることができる。女性を取り巻く環境といっても、複雑で理解しにくいので、便宜的に、第1章では、政治的環境、経済的環境、企業的環境、技術的環境、社会的環境、文化的環境、その他の環境に分けて、それらの環境が働く女性の「心の健康」に与える影響について考察した。言うまでもなく、これらの環境要因は、相互に複雑に関連していることも強調した。

　第2章では、本書のメインテーマである「働く女性」のライフイベントが「心の健康」にどのようにかかわっているかについて、できる限り実例をあげながら考えてみた。ほとんどの女性が働くということと無関係で過ごすことが少なくなっていく状況のなかで、「働く女性」のライフイベントで重要と思えるものを取り上げて、考察してみた。それらは、就職、結婚、出産、育児、昇進、転職、再就職、定年、介護である。

第3章以下（本書の大部分を占めている）は、亜細亜大学経営学部の小野公一教授によるものである。小野教授は、学部時代に産業・組織心理学を学び、大学院時代に、経営学、なかでも人事管理を専門に研究をされた。そして、人事管理の分野で、「行動科学」の手法を用いての研究者として知られている。ヒアリングや質問紙による調査などによる実証的研究の積み重ねによる成果が書かれている。

本書のテーマについて考えてみるように示唆してくださったのは、古くからの友人であり、本シリーズの監修者でもある上里一郎氏である。私自身は、一九六〇年代中ごろから、産業・組織心理学の分野に進み、組織に関係のある人間の行動（経営者、管理者、消費者、技術者など）について研究してきているが、若いころ、シャーロッテ・ビューラーの『心理療法―価値の問題』（一九六六年、誠信書房）やO・H・マウラーの『疎外と実存的対話』（一九六九年、誠信書房）などの翻訳を上里一郎氏らとやったことがあり、臨床心理学についてはそれ以来関心を持ち続けている。その後も、これも上里一郎氏の勧めで『働く女性のメンタルヘルス』（一九八九年、同朋舎出版、編著）を書いたことがある。ちなみに、小野公一教授もそのとき一緒に書いた。

本書が日の目を見ることができるのは、第一に、上里一郎氏のおかげであり、長年のご厚情とご指導に感謝したい。第二に、同僚の小野公一教授に感謝したい。私も古希を迎え、体力が衰え、昔のように、精力的にヒアリング調査をしたり、執筆をすることができなくなった。したがって、大部分（第3章以下）は、小野公一教授によって書かれたものである。第三に、編集を担当した、ゆまに書房・高井健氏に感謝したい。

本書が「働く女性」の「心の健康」を理解し、サポートする一助になれば、望外の喜びである。

馬場房子

【目　次】

第1章　「働く女性」のライフイベント

1　はじめに——働く女性のストレスとは——

女性の一生を見てみると、「働く」ということと無関係に過ごす人はほとんどいなくなっていると言えよう。ある女性は、学校（中学、高校、短大、四大など）を出てすぐ働き始め、そのまま定年まで働くかもしれない。別の女性は、結婚や出産を機に働くことをやめてそのまま一生「専業主婦」で過ごす人もいるであろう。また、ある程度子どもが大きくなったら、再び働き始める女性もいるであろう。さらに、ひとつの組織の中で定年まで過ごす人もいるであろうし、転職を繰り返す人もあるであろう。その転職も、必ずしも自分の満足行くような形ではなく、仕方なく行うという場合もあるであろう。このように、一人一人の女性の一生は、さまざまであると言えよう。そして、一人一人の女性は、「働くこと」にかかわって、喜びも悲しみも同じではないであろう。

ただ、「女性であること」によって、また、「日本という社会の中で生きている女性であること」、さらに、「日本の組織の中で働くこと」によって、共通の悩みを持っていることも事実である。本書では、「働くこと」にかかわる女性のライフイベントごとに、どういう「悩み」があるのか、言い換えれば、働く女性のストレスの源・原因があるのかを見ていくとともに、身もこころも健康で働くためのサポートシステムとしての家族、企業、社会などの実情を見ていきたいと思う。

2　ストレスの源・原因（ストレッサー）

働く女性は、働く男性と同じようなストレッサーにさらされているだけではなく、すでに述べたように、「女性であること」や「日本の社会・文化」や「日本の組織の人事システムや組織文化」などのさまざまな要因によってもストレスを受けていることが多いのが実情である。

働く人々は、**図1**に示されているように、われわれを取り巻く環境からいろいろな刺激を入力し、処理をして、反応をし、さらにそれをフィードバックしていると考えることができよう。ここでは、取り巻く環境を、便宜的に、政治的環境、経済的環境、企業的環境、技術的環境、社会的環境、文化的環境、その他の環境に分けて考えてみたいと思う。ただ、これらの環境は、相互に関係があることを指摘しておきたい。さらに、これらの環境が、働く人々にとってのストレスの源・原因になるけれども、同時にストレスを解消したり、軽減したりする要因にもなるという両側面を持っていることを強調しておきたい。

（1）　政治的環境の影響

政治的環境を如実に示すのは、法律であろう。「男女共同参画社会」をめざして「基本法」（一九九九年）が制定されており、女性が働くことに関係のある代表的な法律には、

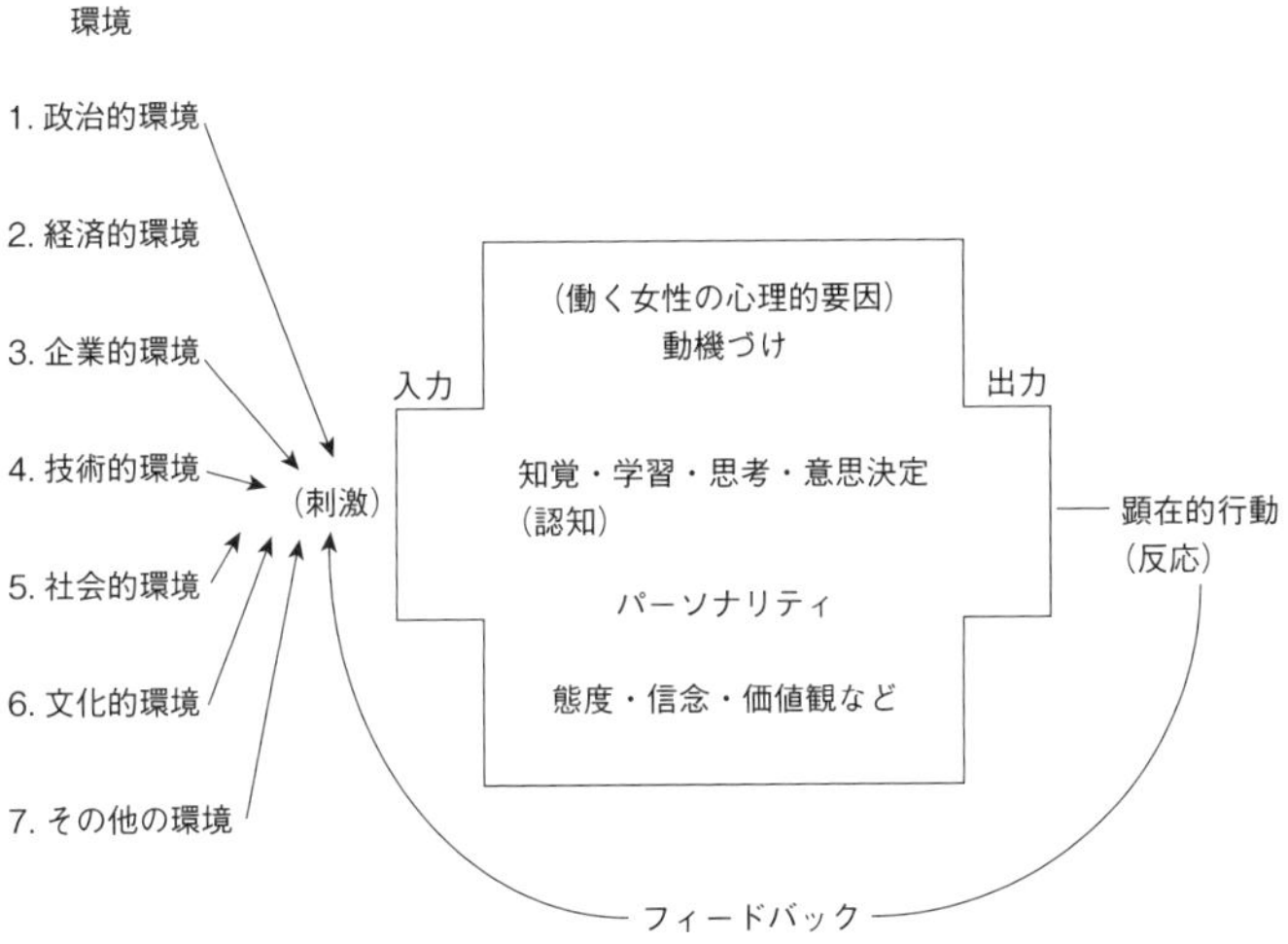

図1　働く女性の行動に影響を及ぼす環境

改正「労働基準法」（二〇〇一年）、改正「男女雇用機会均等法」（一九九九年）、改正「育児・介護休業法」（二〇〇四年）、改正「パート労働法」（二〇〇六年）、改正「労働者派遣法」（二〇〇四年）などがある。これらの法律は、女性が働くことをサポートしているが、同時にストレッサーになっている面もないとは言えない。厚生労働省では、できるだけ時代に合うようにと、法律の改正をしてきている。例えば、一九八六年に制定された「均等法」では、募集、採用などが努力義務であったのを、一九九九年の改正「均等法」では、禁止にしている。さらに、今後は、「間接差別」をなくすような法律の改正に向けて動いている。二〇〇七年四月に施行されることになっている。

また、各自治体は、条例を設けて、働く女性の支援をしている。ただ、ここで重要なのは、これらの法律や条例が、いかに運用されているかということである。現実には、実際に女性が働いている組織の人事システムや組織文化に影響し、それが働く女性の行動に直接的に影響しているという面がある。例えば、一九八六年にわが国に初めて「均等法」が施行されたときには、いくつかの企業は「コース別人事制度」を設けて、少なくとも法を遵守しているという形を整えた面があった。実際には、初年度に採用した「総合職」の人数が非常に少ないことがわかって驚いた経験がある。このように、企業的環境の影響のほうが直接的であるが、少なくとも、法律が施行されていなければ、あるいは、施行が決定されていなければ、企業は動かないことが多いことを指摘しておきたい。一九八六年の「均等法」施行を見据えて、すでにかなりの大企業は対応を考えていたのである。したがって、現在議論されている一九九九年に施行された改正「均等法」のさらなる改正案の施行には期待したい。これによって、妊娠・出産を理由にしたさまざまな不利の処遇が禁止されればよいと思っている。

幸い、二〇〇五年の末に閣議決定された「第二次男女共同参画基本計画」の中には、ワーク・ライフ・バランス（仕事と生活の調和）の実現などが組み込まれており、一度家庭に入った女性の再チャレンジ支援に関して予算化も二〇〇六年度からなされた。「少子化対策」の一環としてということであって、あまり評価しない論者もいるが、働く女性にとっては、ストレスの大きな原因でもある「仕事と家庭のコンフリクト」を緩和する助けになればと思っている。

(2) 経済的環境の影響

直接的に働く女性に影響を及ぼしているのは、経済的環境であろう。一九八〇年代の景気が良いときには、多くの組織が人手不足であったので、「女性の時代」と声高に叫んで、女性を大いに採用し、活用しようとした。女性のほうもその気になって働いたと言えよう。その結果、平成一〇（一九九八）年までの働く女性の人数は、前年に比べると、増え続けていた。しかし、ひとたびバブル経済が崩壊すると、女性の就職はかなり難しくなり、女性自身が望むほどには、増えなかったとも言えよう。もちろん、男性の就職も難しくなり、中高年の働く人々のいわゆる「リストラ」も増大し、社会問題にまでなったことは、記憶に新しい。いずれにしても、経済と雇用との関係は、密接なものがあると言える。特に、ここで強調したいのは、雇用に関して、働く女性のほうにより大きな影響を与えるということなのである。

二〇〇六年四月現在、かなり景気が回復してきていると指摘する人々もいるが、長い不況の下で、企業組織は人件費を軽減するために正社員を減らし、非正規社員（パート、派遣社員、嘱託社員、アルバイトなど）を増やしてきた。最近景気が回復して少し正社員の数が増えてきているが、一九九五年当時と比較すると、明らかに非正規社員の割合は高くなってきている。総務省が二〇〇六年三月三日に発表した「労働力調査詳細集計」（平成一七年平均）によると、雇用者（役員除く）は前年より三二万増加の五〇〇七万人であった。そのうち、「正社員」は、三三七四万人と対前年比で三六万人減少する一方、「非正規社員」（パート、アルバイト、派遣・請負など）は、対前年比六九万人増の一六三三万人となった。ちなみに、パート・アルバイトは一一二〇万人、派遣社員は一〇六万人、契約社員・嘱託は二七八万人である。

言うまでもなく、非正規社員の賃金は低く、雇用も保証されてはいない。このことは、女性にとって、かなりのストレスになる場合が多いと言えよう。

(3) 企業的環境

働く人々に大きく影響するのは、組織の人事システムである。いわゆる「日本的経営システム」が、かなりの程度「成果主義」に置き換えられるにつれて、「やる気」と「能力」のある働く女性にとって「均等度」が増したと評価する人もいるが、多くの働く男性や女性にとっては、厳しいものになってきているのである。「日本的経営システム」の下では、少なくとも正社員になることのできた女性の「雇用」は守られていた。このことは、安定要求を満たすものであり、「こころの健康」には、最低限良いことであったと言えよう。しかし、「成果主義」の導入にともなって、同僚も心の許せる仲間ではなく、競争相手であると認知されるようになると、職場は「楽しく働く場」ではなくなってくることもありうる。しかも、不況のために、人員は削減され、仕事量は増大し、過重労働に押しつぶされるようになってくる。良い成績を残そうと「サービス残業」をするようになると、体もくたくたに疲れてくる。このような状況の職場の中で、女性だけが定時に帰宅することができるであろうか。

また、前節で述べたように、同じ職場に正社員と非正規社員がいるところが増えてきており、何かと正社員のほうに、心理的に負担がかかってくることが多いという報告がある。一九八六年の「均等法」が施行されたころには、「コース別人事制度」が導入されて、いわゆる「総合職」の女性と「一般職」の女性との間のコンフリクトが問題になるケースが多かったが、最近では、正社員と非正規社員とのコンフリクトがかなり問題になってきていると言えよう。

(4) 技術的環境の影響

近年の技術の発展には目を見張るものがある。特に、コンピュータの発展により、仕事の仕方が完全に変わったといっても過言ではない。ある見方によれば、女性がオフィスで仕事をする機会を増大させたのは、この技術的環境の変化であるという。

しかしながら、いつも新しい技術が導入されるときには、それに振り回されてさまざまな反応を示す人々が出てくる。例えば、一九五〇年代に、初期のコンピュータが導入されたときも、いわゆる「キーパンチャー病」といわれるものに悩んだ人々がいた。そして、二名の「キーパンチャー」が自殺をしたことで、社会問題になったことがある。その後も、IT(情報技術)革命が進行するにつれて、「テクノストレス」として、働く人々の心に影響を与えてきている。その代表的な反応は、「頸肩腕障害」や「コンピュータ過剰適応症」といわれる症候群である。企業では、パソコンに向かう時間を制限したりして対処してきているが、誰かがパソコンに向かっていると、話しかけることが難しくなり、職場のコミュニケーションにも影響してくることもある。

技術的環境の変化によって、「在宅勤務」という形で働く女性も出てきている。在宅で働くということは、会社で働くこととは異なったストレスがあることも報告されている。在宅で勤務できるということは、確かに「通勤」というストレスからは解放されるが、仕事の場が、会社から家庭に移っただけであって、玄関のベルが鳴るたびに対応していたのでは、仕事がはかどらない。ましてや、小さい子どもがいたりすると、結局、昼には仕事ができないので、子どもが寝た後に、夜遅くまで仕事をやることになって、体を壊すことにもなりかねない。

厚生労働省の調査* [2004] によれば、仕事でパソコンや携帯情報端末などを使うことで、身体的疲労を感じている人は、78%であった。なかでも、「目の疲れ・痛み」を感じている人は、91.6%で、「くび、肩のこり・痛み」「腰の疲れ・痛み」などがそれに続いていた。また、精神的な疲労やストレスを感じている人は、34.8%であった。

厚生労働省は、作業中に休憩を取り込むなどの管理をするように企業に求めているが、実際には、まだまだであるという状況である。

*これは、二〇〇三年一〇月に従業員一〇人以上の企業九五〇〇社と労働者約一万人を対象とした調査。なお、一九八二年から五年ごとになされている厚生労働省調査によれば、二〇〇二年の時点では、「仕事で体が疲れている人は七割、ストレスを感じている人は六割」という結果であった。一九九七年調査および二〇〇二年調査で、ストレスを感じている人が多かったのは、不況で人件費の節減や非正規社員が増えたことなどが原因であると分析していた。

(5) 社会的環境の影響

社会的環境の変化が働く女性に大きな影響を与えてきていることについては、一九九六年に筆者自身がすでに指摘していることである（馬場 [1996] を参照されたい）。そのときは、一九九〇年代の中ごろまでの変化について触れているので、ここでは、特に最近一〇年間に働く女性に対する人々の考えが変化していることについて見てみたい。

内閣府 [2006] の調査（女性労働の分析）によると、**表1**に示されているように、「女性が職業を持つことについて」、一九九二年と二〇〇四年を比較してみると、「子どもができても、ずっと職業を続けるほうがよい」が23.4%から、40.4%へ変化してきており、「子ど

表1　女性が職業を持つことについて

	該当者数	女性は職業を持たないほうがよい	結婚するまでは職業を持つ方がよい	子どもができるまでは、職業を持つ方がよい	子どもができても、ずっと職業を続ける方がよい	子どもができたら職業をやめ、大きくなったら再び職業をもつ方がよい	その他	わからない
	人	%	%	%	%	%	%	%
平成4年11月調査	3,524	4.1	12.5	12.9	23.4	42.7	1.5	2.9
平成7年7月調査	3,459	4.3	9.0	11.7	30.2	38.7	2.8	3.4
平成12年2月調査	3,378	4.1	7.8	10.4	33.1	37.6	2.7	4.3
平成14年7月調査	3,561	4.4	6.2	9.9	37.6	36.6	1.1	4.2
平成16年11月調査	3,502	2.7	6.7	10.2	40.4	34.9	2.3	2.8
〔性〕								
女　性	1,886	1.7	5.4	9.1	41.9	37.9	2.0	2.9
男　性	1,616	3.8	8.3	11.5	38.6	32.4	2.7	2.7
〔性・年齢〕								
（女　性）								
20〜29歳	178	1.1	6.7	10.7	44.9	32.6	1.7	2.2
30〜39歳	311	1.3	2.9	8.7	40.5	43.4	1.0	2.3
40〜49歳	311	1.0	2.9	8.4	46.3	36.0	3.2	2.3
50〜59歳	420	1.0	5.0	8.8	50.7	30.5	1.9	0.1
60〜69歳	394	3.0	5.3	8.9	38.8	39.3	2.3	2.3
70歳以上	272	2.6	10.7	10.3	27.6	40.1	1.8	7.0
（男　性）								
20〜29歳	177	0.6	6.8	14.1	34.5	36.7	1.7	5.6
30〜39歳	253	2.0	7.9	9.9	41.9	33.2	2.8	2.4
40〜49歳	224	1.8	6.7	7.1	41.1	34.8	5.4	3.1
50〜59歳	342	4.4	8.8	8.5	43.0	30.7	2.6	2.0
60〜69歳	366	5.5	7.7	13.7	35.5	33.1	2.5	2.2
70歳以上	254	6.3	11.4	16.1	34.6	28.0	1.2	2.4
〔性・本人職業〕								
（女　性）								
自営業主	120	3.3	3.3	10.8	52.5	23.3	1.7	5.0
家族従業者	133	0.8	5.3	10.5	44.4	35.3	3.0	0.8
雇用者	650	0.9	3.2	6.2	50.9	34.6	1.8	2.3
無　職	983	2.1	7.0	10.7	34.4	40.4	2.0	3.4
（男　性）		7.1	9.3	9.3	37.9	29.2	5.0	2.2
自営業主	322							
家族従業者	37	5.4	5.4	8.1	45.9	35.1	—	—
雇用者	814	2.3	6.9	10.4	42.4	33.3	2.2	2.5
無　職	443	3.8	10.4	15.3	31.6	33.0	2.0	3.8
〔性・未既婚〕								
（女　性）								
有配偶者（パートナー同居含む）	1,435	1.5	4.9	8.7	42.8	37.2	2.4	2.4
既　婚（離死別）	275	2.2	7.3	9.5	35.6	41.5	0.7	3.3
未　婚	176	2.8	5.7	11.9	44.9	27.8	0.6	6.3
（男　性）								
（男　性）								
有配偶者（パートナー同居含む）	1,242	3.5	8.1	11.7	39.7	32.0	2.8	2.1
既　婚（離死別）	76	11.8	10.5	7.9	34.2	30.3	1.3	3.9
未　婚	298	2.7	8.4	11.7	35.2	34.6	2.3	5.0

資料出所：内閣府「男女共同参画社会に関する世論調査」

もができたら職業をやめ、大きくなったら再び職業を持つほうがよい」が、42.7％から34.9％に減っている。男性と女性では、やや考えに差異があるものの、かなり全体的に女性が職業を持つことについての考え方が変化してきていると言えよう。さらに、五〇代以上の男性と四〇代以下の男性の考え方の違いも注目に値すると思う。また、女性では、六〇代以上と五〇代以下の違いが見られることから、やや男性のほうに性別役割分業意識の強さが見られると言えよう。明らかに、女性の役割がかなり変化してきていることがこの調査によっても明示されており、しかも「女性が働くこと」に対して、好意的になっていることは、ある意味で働く女性にとっては喜ばしいと見ることもできるが、これで、働く女性のストレスがなくなったと見ることは必ずしもできない。ある意味で、ある女性には、むしろ大きなストレスの原因になっているという面もあるかもしれない。

次に、女性のかかわりに大きく関係しているのは、「家族」である。結婚前と結婚後、さらには、子どもができて子育てをする時期、さらに子どもが巣立った後の家族とのかかわりは、働く女性にとっては「職場集団」とともに大きな関係があると言えよう。働く人間の生活を小野［1993］の言葉を借りて、「仕事生活」と「非仕事生活」に分けるとすると、「非仕事生活」のなかで、家族が大きな影響を持つことは明白である。家族の「サポート」が働く女性の心身の健康にもっとも大きな影響を持つといっても過言ではない。

結婚前の働く女性の場合、特に自分の両親と住んでいる場合、自分の仕事に集中しやすい環境の場合も多い。しかし、結婚し、子どもができた場合、夫の協力がある場合とない場合、さらには、夫の両親や自分の両親のサポートがある場合とない場合では、ストレスの程度が異なると言えよう。ちなみに、主婦が働いていようが働いていまいが、夫の「家事」協力の時間はあまり変わらない。総務省［2006］の調査によると、**表2**にも見られるように、二〇〇一年で、「共働き世帯」の夫と「夫が有業で妻が無業の世帯」（いわゆる専業主婦）の夫の家事の平均時間が、それぞれ週平均で、九分と七分で、ほとんど変わらない。これでは、働く女性の家事でのストレスは、大きいと言わざるをえない。さらに、育児について見ると、「共働き世帯」の夫は、週平均五分、「夫が有業で妻が無業の世帯」の夫の週平均時間は、一三分である。また、睡眠も働く母親は、平均して一〇分短い。**表2**から、働く母親の置かれた厳しい状況が読み取れる。

「日本家族社会学会」の調査［日本家族社会学会、1999／2004］によれば、「男性は外で働き、女性は家庭を守るべき」という考え方に賛成する人々は減少しているが、一九九九年と二〇〇四年とを比較してみると、一週間に父親が子どもの世話をする回数は、二・九回から二・四回に減っているのである。父親が育児に参加することは望ましいと考えても、父親の労働時間が長くなってきており、「やりたくてもできない」という状況である。連合が二〇〇二年に実施した調査では、二人に一人が「サービス残業」をしており、その時間は、一人当たり月二九・六時間である。また、女性パートに対するゼンセン同盟の調査*は独身女性パートタイマーの三人に一人、主婦のパートタイマーでも二割弱がサービス残業をしている。したがって、現実に育児に参加するのはほとんど不可能に近い場合が少な

*これは、二〇〇二年に連合に加盟している組合の組合員に四三、八六〇部配布し、二三、〇〇〇部回収した調査の結果である。

表2　夫婦と子供の世帯における共働きか否か、行動の種類別総平均時間（週全体）

区　分	共働き世帯				夫が有業で妻が無業の世帯			
	平成8年		平成13年		平成8年		平成13年	
	妻	夫	妻	夫	妻	夫	妻	夫
睡眠	7.05	7.39	7.03	7.32	7.15	7.36	7.13	7.32
身の回りの用事	1.13	0.54	1.14	0.58	1.12	0.56	1.13	1.00
食事	1.39	1.36	1.37	1.36	1.47	1.36	1.42	1.34
通勤・通学	0.25	0.48	0.25	0.49	0.00	1.00	0.01	0.57
仕事	4.30	7.26	4.12	7.13	0.03	7.12	0.02	7.14
家事	3.35	0.07	3.31	0.09	5.02	0.05	4.49	0.07
介護・看護	0.03	0.01	0.04	0.01	0.05	0.01	0.06	0.01
育児	0.19	0.03	0.25	0.05	1.30	0.08	1.48	0.13
買い物	0.36	0.09	0.37	0.11	0.53	0.13	0.51	0.14
移動（通勤・通学を除く）	0.23	0.24	0.34	0.32	0.31	0.27	0.42	0.34
テレビ・ラジオ・新聞・雑誌	1.55	2.18	1.52	2.14	2.31	2.11	2.21	2.02
休養・くつろぎ	1.00	1.02	1.06	1.09	1.13	1.02	1.15	1.08
学習・研究（学業以外）	0.05	0.06	0.06	0.06	0.06	0.06	0.07	0.07
趣味・娯楽	0.17	0.31	0.24	0.34	0.32	0.31	0.35	0.32
スポーツ	0.07	0.11	0.06	0.11	0.08	0.11	0.08	0.10
ボランティア活動・社会参加活動	0.04	0.04	0.05	0.06	0.07	0.03	0.08	0.03
交際・付き合い	0.19	0.23	0.20	0.20	0.29	0.23	0.28	0.18
受診・療養	0.04	0.04	0.05	0.04	0.07	0.04	0.08	0.03
その他	0.21	0.15	0.15	0.11	0.29	0.14	0.22	0.11

出所：厚生労働省雇用均等・児童家庭局編「女性労働の分析　2005年」2006年6月20日

くないと言えよう。その点については、特に、五歳以下の子どもを持つ働く女性の場合について日本応用心理学会のワークショップ［2006］で話題を提供した。

(6) 文化の影響

文化とは何かについて議論すると長くなるので、ここでは、目に見える「生活様式」と目に見えない価値観や信念などであると定義しておきたい。「性別役割分業意識」などは、文化の影響と考えてよいと思う。例えば、いくら法律で「育児・介護休業制度」を制定し、さらに企業がそれに上乗せした形の就業規則を作っていたとしても、実際に育児休暇を取得するのは、ほとんどが母親なのである。もちろん、出産は女性しかできないけれども、育児は父親にもできる。にもかかわらず、育児休暇を男性が取得しないのは、いくつかの理由があると言えよう。そのひとつは、育児は母親がするべきであるという「性別役割分業意識」であると思える。さらに、母親の給与よりも父親の給与が一般的に高いという現実にも関係があると言えよう。共働きの場合、給与の低いほうが育児をするほうが、家計にとっては良いということである。

3 働く女性の目に見える行動

(1) 身体的反応

ストレスのために、頭痛、下痢、不眠などに悩む女性も多くなっているという報告がある。なかでも、女性で多いのは、腸の調子が悪くなる人が多い。「便秘型」、「下痢型」、便秘と下痢を繰り返す「交代型」などがあると言われている。最近、冷房が普及し、冷えすぎるオフィスに長くいると、腸の調子が悪くなる場合がある。物理的な環境に心理的なストレスが加わると体に影響が出てくるのである。

こころと体が密接な関係にあることは、すでに多くの研究者によって指摘されていることである。ストレスは、人の身体の弱いところに出ることもよく知られている。筆者自身の知人の一人が、出向した先の職場で「意地の悪い」上司と物理的環境の変化によって、ヘルペス（疱疹）になったと聞いたことがある。出向先から自社に帰ったら、治癒した。彼女の会社は、いわゆる一流企業で、オフィスの物理的環境がよかったが、出向先のオフィスは仮のもので、マンションの一室のようなところであった。したがって、トイレに行くのもいやであったと話してくれた。しかし、筆者が見たところ、確かに目に見えるストレスの原因は上司と物理的環境ということかもしれないが、別の理由は、二つの組織の組織文化にあるように思えた。すでに述べたように、長年一流の民間企業で働いてきたのに、途中で小さな「財団法人」で、しかも天下りの役人の下で働くという環境の変化が、「ヘルペス」という身体的反応を生起させたと思える。同じような事例は、枚挙に暇がない。

(2) 心理的反応

ストレスのために、神経症やうつ病に悩んでいる女性が多くなってきているという報告がある。特に、最近は、すでに述べたように、働く女性を取り巻く環境の変化によるストレスのために働く女性がノイローゼやうつ病になっている事例が増大している。筆者自身のところにもいろいろな相談がある。

一例をあげると、ある明るくて聡明な女子学生が、いわゆる大手の企業に就職できて喜んでいた。ところが、仕事がハードでついていけなくなり、心身ともに疲れがひどく悩んでいた。上司は「あるクリニック」に行くように言ってくれたそうである。そこで彼女は「うつ病」と診断された。後でわかったのであるが、そこは、何でも「うつ病」と診断する有名な先生のいるクリニックであった。彼女は、元のように元気にはならず、元の職場では働けなくなり、転職を余儀なくされたと聞いた。このように、ストレスが大きいと、一時的に、重篤な心理的な病になることがある。彼女の場合は、特に、「悪名高い」精神科医に見てもらうことになり、ますます病がひどくなったのである。ちなみに、相性の悪い精神科医にかかると、病を治すのではなく、ひどくすることがあるのである。彼女は、ストレスの比較的少ない職場に転職することによって、自分を取り戻した。

ストレスのために、摂食障害（過食症や拒食症）、睡眠障害などになる女性も多くなっている。さらに、ストレスのために、買い物依存症になる女性もいる。たしかに、ある程度のストレスの場合には、買い物に行くことは、気分転換になると言えよう。特に、外に買い物に行けば、歩くことになり、運動をするので、体には良いと言えよう。ただ最近では、ネットによる買い物をする人もいて、体を動かすこともしないで、多額の買い物をする人も出てきている。いらないものまでも、自分の経済力以上の買い物をするようになる人も出てきている。

(3) 行動的反応

ストレスに耐えられなくなって、自殺をする人が多くなってきている。警察庁によると、二〇〇四年には、三二、三二五人が自殺をしている。七年連続で年間三万人以上が自殺している。女性は28％で、男性の72％と比較すると少ないとはいえ、人数にすると年間約一万人の女性が自殺していることになる。

世界で自殺が一番多いのは、ロシアであるが、二位は日本である。このことは、わが国の人々を取り巻く環境に問題があると考えられる。

4 心理的要因

図1で示されているように、働く女性は、取り巻く環境からいろいろな刺激を入力して、処理をして、反応をすると言える。処理のプロセスは、働く女性一人一人の目に見えない

心理的要因によって異なってくると言えよう。心理的要因には、動機づけ、知覚（認知）、学習、思考、意思決定、パーソナリティ、態度、信念、価値観などがある。例えば、同じストレスでも、働く女性の認知によって受け止め方は異なってくると言えよう。

（馬場房子）

引用・参考文献

馬場房子　1996『働く女性の心理学（第2版）』白桃書房

厚生労働省　2004『二〇〇三年技術革新と労働に関する実態調査』

厚生労働省　雇用均等・児童家庭局（編）2006『女性労働の分析：二〇〇五年』21世紀職業財団

日本家族社会学会　1999／2004『家族についての全国調査』

日本応用心理学会　2006　話題提供者：馬場房子「仕事と家族のバランス」ワークショップ「女性にとっての家族・男性にとっての家族」日本応用心理学会　第七三回大会（2006.09.10. 於文京学院大学）

連合ホームページ　2006『不払い残業を撲滅しよう』（2006.11.08）（東奥日報　一一月六日）

総務省　2006『労働力調査詳細集計』

第2章　女性のライフイベント

1　はじめに

女性の一生を春夏秋冬に分けるとすると、「働く」ということに関係するのは、春の終わりから冬の初めごろのことであると言えよう。年齢で示すと、一五歳から六〇歳前後ということになるであろう。中学を卒業してすぐ働き始める女性もいるが、多くの女性は、高校を卒業してからか（一八歳）、短大を卒業してからか（二〇歳）、四大を卒業してから（二二、三歳）働き始める。そして、働き続ける女性は、大体六〇歳ぐらいで仕事をやめる。ただ、最近になって、人手不足のため、六〇歳代の女性をパートで雇いたいという企業も出てきており、今後はますます高齢の女性も働くようになる傾向も見られる。とにかく、女性が働く期間は、「キャリア期」と言うことができる。

この「キャリア期」の間、人生の節目で、女性は悩んでいると言えよう。**図1**のような女性のライフイベントごとにその悩みを見てみよう。

2　就職するとき

早い人は、中学を卒業してすぐ就職する人もある。しかし、**表1**にもあるように、女性の高学歴化が進んでおり、高校を卒業してから、あるいは、短期大学や四年制大学を卒業して就職する人が多くなってきている。

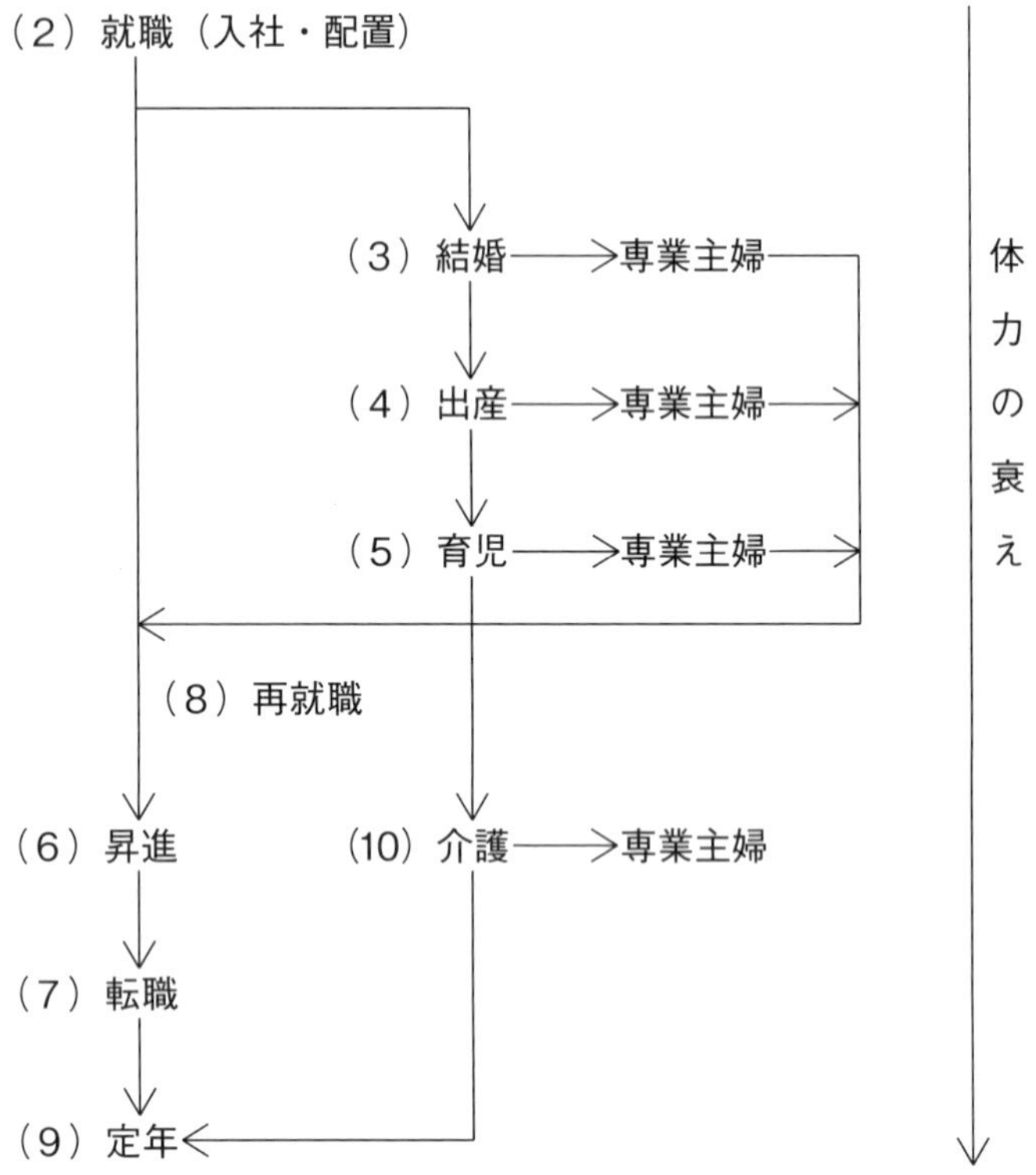

注）（　）内は第２章の節と対応にする。

図１　働く女性のライフイベント

表1　学校種類別進学率の推移

（単位　%）

年	高等学校への進学率			短期大学への進学率			大学への進学率		
	計	男	計	女	男	計	女	男	
昭和25年	42.5	36.7	48.0	—	—	—	—	—	—
30	51.5	47.4	55.5	2.2	2.6	1.9	7.9	2.4	13.1
35	57.7	55.9	59.6	2.1	3.0	1.2	8.2	2.5	13.7
40	70.7	69.6	71.7	4.1	6.7	1.7	12.8	4.6	20.7
45	82.1	82.7	81.6	6.5	11.2	2.0	17.1	6.5	27.3
50	91.9	93.0	91.0	11.0	19.9	2.6	26.7	12.5	40.4
55	94.2	95.4	93.1	11.3	21.0	2.0	26.1	12.3	39.3
60	93.8	94.9	92.8	11.1	20.8	2.0	26.5	13.7	38.6
平成2年	94.4	95.6	93.2	11.7	22.2	1.7	24.6	15.2	33.4
3	94.6	95.8	93.5	12.2	23.1	1.8	25.5	16.1	34.5
4	95.0	96.2	93.9	12.4	23.5	1.8	26.4	17.3	35.2
5	95.3	96.5	94.2	12.9	24.4	1.9	28.0	19.0	36.6
6	95.7	96.8	94.6	13.2	24.9	2.0	30.1	21.0	38.9
7	95.8	97.0	94.7	13.1	24.6	2.1	32.1	22.9	40.7
8	95.9	97.1	94.8	12.7	23.7	2.3	33.4	24.6	41.9
9	95.9	97.0	94.8	12.4	22.9	2.3	34.9	26.0	43.4
10	95.9	97.0	94.8	11.8	21.9	2.2	36.4	27.5	44.9
11	95.8	96.9	94.8	10.9	20.2	2.1	38.2	29.4	46.5
12	95.9	96.8	95.0	9.4	17.2	1.9	39.7	31.5	47.5
13	95.8	96.7	95.0	8.6	15.8	1.8	39.9	32.7	46.9
14	95.8	96.5	95.2	8.1	14.7	1.8	40.5	33.8	47.0
15	96.1	96.6	95.7	7.7	13.9	1.8	41.3	34.4	47.8
16	96.3	96.7	96.0	7.5	13.5	1.8	42.4	35.2	49.3
17	97.6	97.9	97.3	7.3	12.5	1.9	44.2	36.8	51.3

資料出所：文部科学省「学校基本調査」

注）1　高等学校への進学率＝――――――――×100

ただし、高等学校の通信制課程（本科）への進学者、浪人は除く。

2　大学、短期大学への進学率＝―――――――――――――――――×100

すでに述べたように、女性が就職しようとするとき、男性よりは厳しい状況におかれてきていると言えよう。もちろん、男性学生も、経済的環境が厳しい折から、十数年前のバブル期と比較すると、厳しい状況におかれている。正社員の採用が次第に減少しており、男子学生の間でも、就職ができず、フリーターとして過ごさざるをえない人々もいる。ましてや、女子学生の場合は、より厳しい状態が続いている。

女子学生の新卒採用の実情については、周りの学生を見ているとかなりよくわかる。二〇〇六年の前期、筆者の教えている亜細亜大学経営学部の女子学生の四年生は、就職活動のため講義に出て来ないことが多い。あるいは、リクルート・ルックのまま、月曜日の五時間目に出てくる女子学生もいる。過去一〇年間について絞っても、女子学生のほうが就職の厳しさを味わっていると言えよう。

また、二〇〇五年一二月二七日の日経新聞夕刊によると、女子学生たちが実情を詳細に述べている。例えば、青山学院大学の女子学生の場合、八〇社にサイトで登録し、三〇社受けて三社から内定をもらったということで、就職活動の厳しさについて述べていた。金融機関の総合職に応募したときに、同じ大学の男子学生にはOBがリクルーターでついたのに、女子学生にはつかなかったということである。筑波大学の女子学生は、四〇社以上の会社説明会やセミナーに出席したと言っている。さらに、ある大手保険会社の筆記試験や面接を通り、最終面接まで進んだのに、名前と大学名を聞かれただけだったというのである。同じ大学の男子学生は、いろいろと聞かれたそうである。専修大学の女子学生の場合、二〇社ほど受けたが、八月の末になってやっと内定を得たと述べている。その間、就職するのをやめて、海外留学を考えたということである。早稲田の女子学生の場合も、筆記試験と面接までは進むのに、内定がもらえず厳しかったという。どの女子学生も、男女格差を感じていると言えよう。このインタビューをした上田晶美氏（ハナマルキャリアコンサルタント代表）も、総合職の採用の女性比率を抑えている大手企業が珍しくないと指摘している。

正社員になるのが難しいということで、派遣社員を選択している女子学生もいる。もちろん、派遣社員から正社員になる道もあるにはあるが、そんなにやさしいことではない。そこで、できるだけ正社員になるように、女子学生たちには話しているが、正社員になるのが難しい場合にはしかたがない。このような状況こそ、女性にとってはストレスの大きな原因であると言えよう。

3　結婚のとき

結婚した後の住まいと職場が近い場合は、結婚後仕事を続けていけるが、もし新居と職場が遠いときには、別居生活を続けるか、どちらかが退職をして一緒に暮らすということになるであろう。日本の社会通念として、妻のほうが退職するということが多いのが実情である。退職して夫の職場の近くで仕事を見つけようとしても、すぐに正社員の仕事が見つかるとは限らない。パートやアルバイトなどの非正規社員の仕事しか見つからないことが多いであろう。女性パートの給与は、女性の正社員の給与を100％とすると、二〇〇五年で69％しかないし、ボーナスも退職金もない［厚生労働省、2006］。

最近、結婚のときに仕事をやめる女性は、少なくなってきている。「寿退社」という言葉は、死語になってきているように思える。さらに、初婚年齢は高くなってきている。ちなみに、昭和三〇（一九五五）年には、女性の初婚年齢は、二三・八歳であったが、平成一六（二〇〇四）年には、二八・八歳になっている。その上、女性の高学歴化は進む一方であり、女性の勤続年数は長くなってきている。さらに、昭和三五（一九六〇）年には、四年制大学を卒業して仕事についた女性は1.8％であったのが、平成一七（二〇〇五）年には49.3％になっている。また、平均勤続年数も、昭和五五（一九八〇）年には六・一年であったのが、平成一七(二〇〇五)年には八・七年にまで伸びている。共働きのほうが、夫の稼ぎだけよりも、自由になるお金があるので、結婚で退職をする女性は少なくなってきている。ただ問題は、家事の負担である。最近、結婚までは、母親にほとんどやってもらっているような女性が多い。それが、結婚を機に、自分が主体的に家事をやらなければならなくなるのは、ストレスになるであろう。夫が少しでも手伝ってくれればよいが、ほとんどやってくれない場合には、かなりストレスになるであろう。

4 出産のとき

出産は、女性にしかできない。これは厳粛なる事実である。したがって、産前産後の休業は当然のことである。しかしながら、職場の人々は、必ずしも休むことを好意的には受け取ってくれないことがあり、このことが、働く母親にはストレスとなることがある。もちろん、休むことは当然の権利であるから遠慮することはないとは思うが、現実は厳しい。職場の人々へ迷惑をかけていると思われていることも多いので、常に感謝の気持ちを示し、日ごろからの人間関係も大事にしておかなければならない。この職場の人間関係がストレスのひとつであろう。

働く母親にとって、いつ出産するかは大きな問題である。女性の人生において、産める年齢は限られている。いったい何歳まで産めるのだろうか。二〇〇五年の厚生労働省の統計［厚生労働省、2006］によると、五〇歳以上で出産した人は、一九人いるということである。しかも、河合［2006］は、四〇代で産んだ人のほうが長生きをしているという調査を紹介している。しかし、個人差はあるとしても、たいていの女性は、三五歳ぐらいまでに、第一子を産むほうが望ましいというのが大方の見方であると言えよう。もちろん、個人差があり、ある女性は、二七歳までにと思っていることもあるであろうし、別の女性は三〇歳まではと思っているであろう。いずれにしても、働き始めて、仕事が乗っているときに、産むかどうかの意思決定をせざるをえない。このことは、働く女性にとっては、多かれ少なかれ、ストレスになるであろう。河合［2006］は、出産を引き延ばす人たちの事情として、「そろそろ」と思うと、いつも異動のシーズンがくるなど、キャリアアップの夢が子どもを遠ざけることなどをあげている。

女性労働協会の調査［2005］によれば、働く女性の最大の退職理由は、妊娠・出産であるということである。二一歳から四四歳の各年代で、退職理由の四割から五割が妊娠・出産であることが示されたのである。二〇〇六年八月二四日の日本経済新聞（夕刊）には、妊娠による退職を少なくするために、いろいろな制度を導入しているケースがあげられていた。短時間勤務制度（アメリカンファミリー生命保険、野村総合研究所、セントラル硝子など）、長期休職制度（トヨタ自動車、日産自動車など）、就業時間帯のないフレックス勤務（ユニチャーム）などの制度などを導入することによって、妊娠期の働く女性を支援しようとする企業が出始めている。特に、筆者自身は、一九八〇年代の前半に、四国にある「ユニチャーム」の本社といくつかの工場を見学させてもらったことがある。工場では、当時、小集団活動である「QCサークル」を熱心にやっていた。指導していたのは若い男性の社員であったが、そこで昼間働いていたのは近所の主婦がほとんどで、綿ぼこりが舞う工場内は、実にクリーンであった。そのような組織風土のある「ユニチャーム」では、一九九〇年ごろから妊娠期の休業を容認していたので、現在では女性社員の六割が子どものある社員である、という状況になっていると思う。制度を生かすのも殺すのも、運用であり、それを支えるのは組織風土であると言えよう。

5　育児のとき

家事（掃除、洗濯など）は日曜日にまとめてしたり、手抜きをしたりが比較的可能であるが、「育児」に手抜きはできない。働く母親にとって、最も重要な役割であると考えられる。子供が小学校に通えるようになるまで、目が離せない。誰かが見ていなくてはならない。さらに、最近、小学生を狙った犯罪が起きているのを考えると、以前よりもかなり大きくなるまで気が抜けない。

このような状況の中で、夫が協力的である場合とそうでない場合では、ストレスの度合いはかなり違うと見られる。また、近くに、夫の両親や自分の両親が住んでいて、何かと面倒を見てくれる場合には、安心して働きに出ることができるが、そうでない場合には、公的な施設やサポート、例えば、保育園、学童保育などを頼りにしなければならないし、仕事が遅くなる場合には、誰か友人や知人などの助けが必要になるであろう。そのためには、普段から人的ネットワークを作っておくことも必要であろう。育児の期間は、短期的な考えを捨て、子供の安全を第一に考えて、少々お金がかかっても切り抜けるという考えが大事であると考える。そうでなければ、働く母親の心身の健康に問題が生起してくると言えよう。子供がいることが働くことの励みになるという考えで、子育ての期間を乗り切ることが大切であると考える。

「育児・介護休業制度」が二〇〇四年に改正され、それにつれて、企業のほうもいわゆる「ファミリーフレンドリー制度」を持つようになってきている。しかし、二〇〇六年八月二日のテレビを見ていると、経済産業省の男性が「育児休業」を一年取り、三人目の子どもの子育ての大変さと喜びを話していて、そのときに、従業員の少ない企業の人たちが、男性社員が「育児休業」の取れる組織は恵まれていると述べていたのが、印象的であった。それに対して、経済産業省の男性は、現時点では、取れる人が取らなければ、女性の方にのみ育児の負担がかかると述べていたのも、なるほどと思った。いずれにしても、「育児休業制度」を利用している男性は、全体の0.56％であり、ほとんどが母親によって利用されているという実情は、心に留めておくべきであろう。そのときに何人かの母親が、たとえ育児休業を夫が取らなくても、少しでも手伝ってくれればうれしいと言っていたのも印象に残った。もっと言えば、夫の妻へのやさしさの問題なのかもしれない。

最近、大手の企業のなかには、企業内保育所を設けているところもある。幸い、景気も回復してきており、有能な女性の人材を確保しておくことが、企業にとってメリットになってきている状況の中でのことであろう。

仕事と育児の両立について、中小企業のなかにも支援策をしているところが増えてきている。「こども未来財団」［2005］の調査によると、残業免除（42％）、看護休暇（25％）、半日・時間単位の有給休暇（49％）などの制度を整える中小企業（従業員三〇〇人未満、八〇〇社の調査）が二〇〇一年の調査よりやや増えているとしている。

筆者自身も、現在は三九歳になる娘（現在は一児の母親）が、一歳になったときから、小学校へ行くまで「保育園」のお世話になったし、小学校に行ってからは、「学童保育」のお世話になった。また、現在は、娘も働いているので、保育園のお世話になっている。

厚生労働省の調査（二〇〇六年五月）によると、「学童保育」は、全国に一六、〇〇〇ヶ所あり、七〇万人以上の子どもが通っているという。形態は、自治体の設置・運営のものから、保護者によるものまでいろいろである。厚生労働省は、増設を計画しており、二〇〇七年度の予算も計上しているので、期待される。

いくら保育園や学童保育に行くことができても、それだけで十分であるとは言えない。筆者自身も、夫とともに帰りが遅くなるときには、親しい友人に世話になった。さらに、その友人も都合が悪いときには、別の知人に頼んだこともある。現在も、娘夫婦が夜分出かけるときには、筆者か筆者の夫が保育園に迎えに行ったり、晩御飯を一緒に食べたりしている。前の家には二人の子どもがいるが、近くに（歩いて三分ぐらい）両親が住んでおられ、年中面倒を見ておられる。

両親が面倒を見られない状況では、地域の人がサポートしていくことが必要ではなかろうか。「育児サークル」とか、NPO法人などがあちらこちらに作られている。そして、そのようなところで面倒を見られた子どものほうが、社会性が育つという意見もある。とかく年老いた祖父母が育てた子どもは「わがままである」と批判する人もある。しかし、年老いた両親が、孫の子育てに、多かれ少なかれかかわることには、悪い面ばかりあるとは思えない。いずれにしても、「少子高齢化社会」を生きるわれわれは、何らかの形で、子育てにかかわりを持ったほうが良いと思う。

6 昇進のとき

働く女性が主任、係長、課長、部長、さらには、本部長、常務、専務などに昇進するときは、多かれ少なかれストレスを感じる。主任や係長などは、組織の管理職と言わないかも知れないが、課長以上になるための前提になることが多いので一応、取り上げた。ちなみに、わが国の一〇〇人以上の企業においてどれくらいの女性の係長、課長、部長がいるのかといえば、平成一六（二〇〇四）年の時点で、係長は11％、課長は5％、部長は2.7％である。これでも、昭和五五年当時と比べると、係長は3.1％、課長は1.3％、部長は1.0％であったので、増大したと言える（厚生労働省「賃金構造基本統計調査」）。しかし、組織における女性の活用の一つの指標である管理職比率を見る限り、女性の管理者がいかに少ないかに今さらながら驚かされる。

女性の管理者を増やすための試みは、いろいろなされている。二〇〇五年一二月二六日の日経新聞（夕刊）によれば、「あなたを係長にします。今までの経験を生かして部下を育て、仕事を統括してほしい」と言われた三九歳の女性のことが載っていた。最近、地方自治体、企業が工事の発注先を選ぶときに、どれぐらい女性を活用しているかが選考基準のひとつになっているということである。これは、企業の社会的責任（ＣＳＲ）の自覚を求めるもので、ポジティブアクション（働く女性への積極的格差是正処置）の助けになると思える。今まで、多くの働く女性は、能力とやる気があるにもかかわらず、なかなか管理職になれなかった。二〇〇六年四月一八日の日本経済新聞（夕刊）を見てみると、現在は、「ＮＥＣラーニング」の社長である内海房子氏が「三〇代前半にもんもんとした時期があった」と述べておられた。筆者自身も内海氏には何度か会って話したことがあるが、わが国でも代表的な大手企業で課長、本部長、執行役員などを経験したキャリア・ウーマン中のキャリア・ウーマンである。その人でも、女性であるということだけで、同期の男性がどんどん主任になり、責任のある仕事を任されているのに、同じような仕事しか任されないという経験を持っているということである。その他、筆者自身がヒアリングした多くの女性も、昇進に関しては苦い経験を持っている。ただ、昇進のスピードは遅くとも、かなりの地位まで昇進した女性は、ストレスに耐える力を持っているように思える。条件さえ整えば、ほとんどの働く女性は、責任のある仕事をしたいと思っていると思う。

条件が整っていないにもかかわらず、企業のほうの都合で昇進した女性は、ストレスに悩まされることが多い。特に、男性の部下を持った経験のある女性から聞いたのであるが、何がストレスといっても、男性の部下の昇進が遅れた場合、女性の上司のせいであると思われることだけは避けたいということであった。それだけ、男性にとっては、組織の中で、昇進をするということがどれだけ重要であるかということがわかったのである。別な言い方をすれば、女性の管理者の割合が低いのは、女性よりも男性のほうが、昇進に対する意欲が高いためとも思われるぐらいである。

7　転職のとき

長い女性のキャリア期の中で、自分の都合で転職をするときもあると思うが、多くの場合、夫の転勤のために転職することになる。特に子どもがいる場合、夫の転勤先に自分の希望する正社員の職がなく、パートになることも多い。いわゆる「パートのおばさん」と言われることになる。元の仕事を続けようとすると、夫に単身赴任をしてもらい、別居ということになる。そうすると、子供の教育の責任を一手に引き受け、仕事を続けることになり、ストレスはたまる。夫の転勤先の行き帰りの経済的負担を考えると、だんだん疎遠になり、家庭の崩壊の危機に瀕することにもなりかねない。

8　再就職のとき

専業主婦の再就職は難しい。なかでも、子どものいる母親の就職は、非常に難しい。正社員としての就職はほとんど無理であるというのが実情である。したがって、ほとんどの主婦はパートで働くしかなく、「パートのおばさん」という言葉が日常的に使われている。平成一七年の短時間雇用者は一二六六万人であるが、そのうち女性は八八二万人である［日本経済新聞、2006］。さらに、その多くは中高年の女性なのである。

このような状況をどうにかしなければならないと考えた厚生労働省は、二〇〇六年の四月に、「マザーズハローワーク」を東京、大阪など全国一二ヶ所でオープンした。幸い、景気が回復基調にあるので、働きたい母親が仕事を見つけることができればと期待されている。

9 定年のとき

長年正社員としてキャリアを積んできた女性が六〇歳を迎えて、さらに働きたいと思っても、現在のわが国の実情では、六〇代の女性が働ける場はそんなに多くない。特に、結婚もせず独身で働き続けて、しかも老親を抱えている場合には、状況は精神的にも厳しいものがある。夫や子どもがいる場合には、少なくとも精神的には助けになることもあるであろうが、一人で二人の老親を抱えているときには、大変であろう。そして、自分自身も高齢者であり、身体的に健康であればよいが、そうでないときには、精神的にも参ってしまうこともある。

ただ、現実には、女性の六〇歳はまだまだ元気である場合が多く、働く場さえあれば働き続けたい人も多いと思うが、働く場がないというのが問題である。経済的環境が好転し、人手不足になれば、働く場もできるかもしれない。

10　介護のとき

働く女性が中年になって、仕事も面白くなったときに、老親の介護が待っていることが多い。長男長女が結婚をした場合には、夫の両親だけでなく、自分の両親の介護も回ってきて、多いときには、四人を見なければならないときもある。極端な場合、仕事をやめて介護に当たるということになるときもある。このときも、夫の給与と自分の給与を比較した場合、夫の給与が高い場合が多いので、夫が働いて妻が介護に当たるという選択をすることになりやすい。ちなみに、男性の平均賃金を100％とすると、女性の平均賃金は65.9％（二〇〇五年）であるから、家計のためには、妻が介護に回ることになりやすい。さらに、「妻が介護するべき」という考えもある。

すでに指摘した「育児・介護休業法」が平成一六年に改正され、育児や介護をしながら、働き続けやすい環境の整備が推進されてきているし、さらには、育児や介護のために退職した人に対する「再就職」の支援が推進されている。介護する人の、ストレスの大きさも社会問題になってきているので、早急な対応が待たれる。

（馬場房子）

引用・参考文献

河合　蘭　2006　『未妊「産む」と決められない』日本放送出版協会

子ども未来財団（二〇〇五年調査）

厚生労働省　2006　「賃金構造基本統計調査」

厚生労働省調査　（二〇〇六年五月）（厚生労働省雇用均等・児童家庭局（編）2006　『女性労働の分析：二〇〇五年』㈶21世紀事業財団を参照されたい）

文部科学省「学校基本調査」（二〇〇六年五月）（厚生労働省雇用均等・児童家庭局（編）2006　『女性労働の分析：二〇〇五年』㈶21世紀事業財団を参照されたい）

日本経済新聞　2005 a　「取引先『評価』の基準に」一二月二六日　夕刊

日本経済新聞　2005 b　「好転してもなお狭き門」一二月二七日　夕刊

日本経済新聞　2006 a　「異動、女性も前向きに」四月一八日　夕刊

日本経済新聞　2006 b　「ストップ妊娠退職」八月二四日（女性労働協会「二〇〇五年調査」）

第3章　働く女性のメンタルヘルスの阻害要因

1　はじめに

近年働く女性に関してジェンダーと精神的健康やストレスの関係を直接的にとらえる研究［生涯を通じた女性の健康を考える会、2002／熊本産業保健推進センター、2000／2001］が散見されるようになり、働く女性に特有のメンタルヘルス問題が存在することをうかがわせている。そのひとつである、熊本産業保健推進センター［2000／2001］の研究では、精神的健康を表す指数であるＱＷＬの総合評価に最も強く影響を与えるものとして、ストレス、職務特性や地域・家庭ネットワークがあり、要素別の職務満足感*との関係では一位が企業内のサポート制度で二位がストレスになっている。そして、ストレスの原因には、自分の健康についで子どもの育児・教育、親の介護など、おそらく男性の働く人々とは異なっていると思われるものが大きな要因になっている。

また、キャリア・ストレスは、キャリア発達の機会や昇進機会の欠如や機会均等などと関連している［Sutherland & Cooper, 2000］とされているが、働く女性がそれらについて男性に比して格段に不利な条件にあるとの論議が数多くなされてきた。その意味で、キャリア・ストレスがＱＷＬを阻害している可能性は非常に大きい。

この章では、働く女性のメンタルヘルスを促進するための仕組みについての検討の前段として、最初に、何が仕事の場や仕事に関連する生活全体の中で女性のメンタルヘルスを

＊この研究の枠組みでは、ＱＷＬのひとつとされている。

減じ阻害しているかについて個別に検討する。

2　不平等な扱い

働く女性の問題を考えるとき一番先にイメージされる言葉は〝男女差別〟という言葉であろう。一般的には賃金の格差や昇進の格差がよく俎上に登る。労働政策研究・研修機構［2004］の調査によれば、有職の女性が性に関連して不公平感を感じる程度は明らかに高いことを示している。そのような不公平感や不公平な処遇は、働く女性のメンタルヘルスを損なう可能性が高い。そこで、この節では、それらの不公平感にまつわる事象について見ていくことにする。

（1）　統計に見る差別

最初に、差別的処遇の実態を『平成一七年　男女共同参画白書』*を基に見ていくことにする。

①　管理職比率

同白書は、平成一六年度の「労働力調査」をもとに、一般労働者に占める正社員である女性の割合はほぼ二割にもかかわらず、管理職に占める女性の割合は10.1％で初めて一割

＊以下の章では、中央官庁による代表的な白書や調査に関しては、本文中にその年次を明記し、各章末の引用文献リストには掲載しない。

を超えたとし、「賃金構造基本調査」で民間企業の役職別に女性の占める割合を見ると、部長相当職は平成一一年の2.1％が同一六年には2.7％に、同じく、課長相当職は3.4％が5.0％、係長相当職は8.2％が11.0％に増えており、いずれの階層でも、一〇年前の平成六年の値の二倍弱であるとしている。

その一方で、「平成一三年度　女性雇用管理基本調査」を基に、男女の処遇の差異をまとめると次のようになる。

昇進に関しては、大卒標準労働者で「男性のほうが昇進・昇格が早い」とする事業所が三割を超え、その理由としては、「男女では、おおむねついている職種が異なる」ことをあげる事業所が半数を超えている。こうした状況を解消するためには女性に対しても配転などによりキャリア形成をはかることが重要であるが、現実には、女性の事業所間の配転などによるキャリア形成の機会は制限されたものになっている（過去一年間に他の事業所からの転入　男8.6％　女4.2％、他の事業所への転出　男9.7％　女4.6％）。このことは、間接差別の良い例と言えよう。

②　賃金格差

賃金について見ると、『平成一七年　男女共同参画白書』によれば、**図1**のように女性の正規従業員では、男性の正規従業員の七割弱にまで差を縮めてきているが、女性のパートタイマーは45.2％であり、改善の歩みは遅い。パートタイマーはほとんどボーナスがな

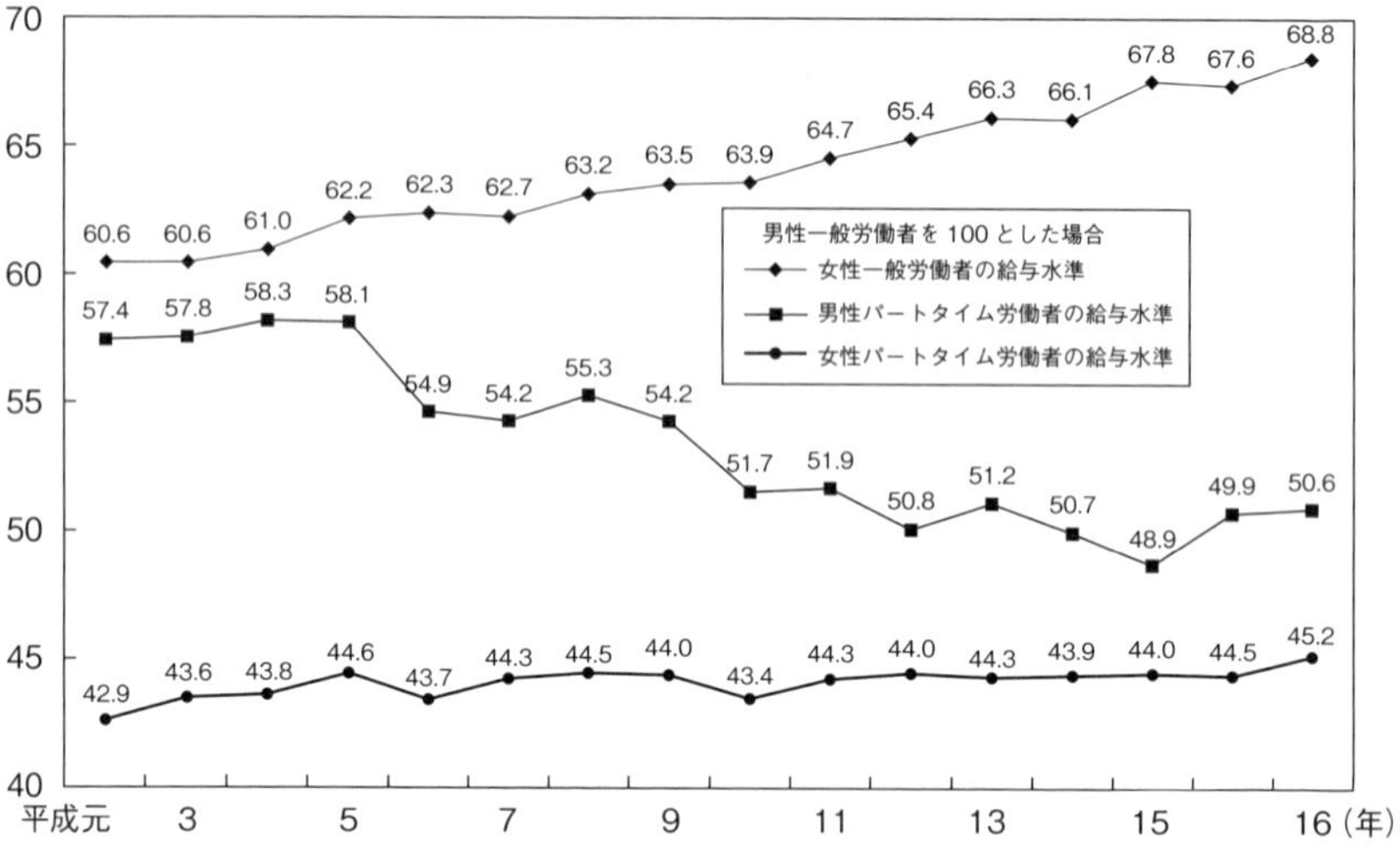

（備考）1. 厚生労働省「賃金構造基本統計調査」より作成。
2. 男性一般労働者の1時間当たり平均所定内給与値を100として、各区分の1時間当たり平均所定内給与額の水準を算出したものである。

図1　労働者の一時間当たり平均所定内給与格差の推移
[内閣府男女共同参画局、2005]

いことや社会保険などの対象外にされていることも考えれば、その値はもっと低くなるであろう。給与階層で見ると、女性の65.1％が年収三〇〇万円以下なのに対し、男性のそれは18.7％（前年の値よりも高まっている）、逆に七〇〇万円以上の女性は1.9％（前年の約六割である）しかおらず、男性のそれは22.1％と、格差は非常に大きい。結果としての不平等が歴然としている。

これらがすべて、男女の仕事の価値や仕事能力の差の反映であるとは思えず、確かに、平均勤続年数が女性九・〇年に対し男性は一三・四年（「平成一六年　賃金構造基本調査」）ではあるが、それを考慮しても差別的な扱いが存在していると信じられているのも不思議ではない。

さらに、「平成一三年度　女性雇用管理基本調査」によれば、正規従業員の中でも住宅手当などを見ると、「主たる生計者」を支給条件とする企業44.5％、「世帯主」を条件とする企業が63.6％もあり、支給対象労働者のうち女性は19.2％にとどまっているなどの不利益扱いが存在する可能性を暗示している。家族手当と住宅手当の支給制限について、主たる生計者とは何を意味するのか、世帯主とは何を意味するのかがあいまいなものも多く、慣例により男にしている場合も少なくないように思え、女性に支給請求権があるか否かも含め、現実に、性によって支給制限を行っていないかなど問題点は多い。

③　コース別雇用管理制度

コース別雇用管理制度*とは、一般的に働く女性社員を男性社員と同等に扱う総合職と、男性社員の補助的業務を担う一般職に分けて処遇する［岩出、2000］制度と解されているが、一般的に賃金差別の例に使われることが多い［日本経済新聞社、2002］とされ、同時に、判断をともなわない仕事への配置によって、キャリア発達の芽も奪っている。厚生労働省［2003］は、この制度が男女間賃金格差を生み出しているとしており、また同省［2005a］は、この制度自体は否定していないものの、事実上男女別の雇用管理として機能させれば均等法違反になるとしている。

「平成一三年度　女性雇用管理基本調査」によれば、コース別雇用管理制度導入事業所は14.8％で、導入事業所のほうが、習熟度の高い仕事に男性のみがついている割合が高い。また、女性の割合が非常に高い非正規労働者が増加している事業所の割合が29.9％もあり、処遇の面で不利な非正規従業員が増加している。これらは、間接差別の良い例と言うことができよう。

平成一六年度に厚生労働省［2005 b］が同制度を導入した企業一八〇社に対するヒアリング調査を実施し取りまとめたものを見ると、総合職に占める女性の割合は5.1％である。調査対象企業の82.2％はコース転換制度があり、平成一六年度に一般職から総合職への転換した実績を持つ企業は64.1％である。また、制度の見直しを行ったのが27.8％で、見直し済みおよびその予定のある企業のうち22.6％は、「制度全体、または特定コースの廃止」をあげている。それら企業のうち総合職の女性を採用しているのは平成一七年予定も含め12

＊この制度は、後で見るようにコース別人事制度などとも呼ばれる。表記は出典にしたがうが、本書では同じものとして扱っている。

%前後であり、採用後一〇年の最高職位では、男性のほうが優位とする企業が26.7%である。

二〇〇五年の「賃金構造基本統計調査」を基に、連合［2006］は、コース別雇用管理制度を導入している企業の五割以上は、「総合職はほとんど男性」という偏った実態があるとしている。

(2) 被差別感

二〇〇二年の武蔵野市［2002］の「男女共同参画に関する意識調査*」によれば、「女性が働く場合に女性に対する差別があると思うか」という問に、男女ともほぼ四分の三が「ある」とし、「ない」は男性で五分の一、女性で七分の一に過ぎない。なお、一九九六年の同じ調査では「ある」は男女とも八割強で、男性のほうが多く「ある」としており、男性は改善がすすんだと見ている人が多いことを示し、前回調査に比して、差別に関する知覚は減少傾向にある。しかし、それでも四分の三の人が「ある」と認知していることの問題は大きく、さらに、女性と職業生活との関わりが深くなった現在、「雇用の場での平等」の促進は急務である。

差別の内容は、昇進機会と速さの差別が五割を超え、賃金差別（同一労働同一賃金でない）、不利な雇用形態（正社員以外）、仕事内容の軽さ（お茶くみ、雑用など）が四割を超えている。男女の差異を見ると、女性は、賃金の差別感と仕事内容の軽さに関して男性よ

＊市内在住の満二〇歳以上の男女個人一、五〇〇名を対象　回収六四七、回収率43.1%

りも10％以上高い割合を示し、賃金の差別感は、女性では最も高く五割を超えている。

川崎市が二〇〇〇年末に実施した「男女平等に関する調査*」によれば、「職場での男女差別」が「ある」は37.0％、「ない」は14.4％であるが、女性の二〇歳～五〇歳代では「ある」が四割から五割になっており、全体で男性より11％多い。逆に男性の三〇歳代では三割以上が「ない」としている。差別の内容は、「仕事内容（男は重要、女は雑用）」、「昇給・昇格」が七割強であり、「採用時男性優先」も三分の一になっている。「昇給・昇格」に関しては、女性が男性より16％も高く、特に四〇歳代では八割に達している。

このように、武蔵野市の結果に比して川崎市の調査では、「差別あり」とする割合は低いものの、多くの人々が差別を実感しているのは事実である。このような差別は、「女性というだけで一人前に扱われない」と感じさせる原因になり、女性に徒に二流市民意識*を感じさせストレスの原因（ストレッサー）になるだけでなく、仕事ぶりや努力、成果が正当に評価されないというストレッサーにもなってしまう。また、仕事への積極的なコミットメントや関与を阻害し、ある種の疎外感を生じさせたり、仕事に生きがいを見出せなくしたりするという側面も持っている。これらは、動機づけを阻害するだけでなく、同時に、仕事の中でのキャリア発達を放棄させ、組織の中での人材の質的な面でのストックの拡大を遅れさせることになり、個々の働く女性の問題だけではなく、組織自体の有効性に関して非常に大きなマイナス要因になることが予想される。

また、近年その重要性が社会的に認識されつつあるものにセクシャル・ハラスメントが

＊市内在住の満二〇歳以上の男女個人一、五〇〇名を対象　回収一、〇四六、回収率69.7％。
なお、本書では、公的機関の公表されたデータのうちホームページで検索したものは検索日を引用文献の最後に付すことにする。

＊女性の二流市民化については、ロード［Lord, 1975］を参照されたい。

あるが、栃木市［2005］が平成一六年に実施した「男女共同参画に関する意識調査」*では、直接的な被害を受けた女性は21.7％もあり、若年者ほど高く、二〇歳代では38.7％に達しており、大きな社会問題になっていると言わざるをえない。

*対象は、市内在住の男女各一、〇〇〇名を住民登録票から無作為抽出。

(3) 二重役割によるストレス

女性のライフイベントの中でも、就労を続ける上で影響が大きいのが出産・子育て、そして介護である。多くの女子学生が、子育て後再就職のライフコースを望むのは、子育てと職業の両立を困難だと見なしているからである［国眼、1999］という指摘にあるように、働く女性にとって、「出産・子育て、介護」という家庭役割は、仕事との両立を阻み、仕事キャリアの継続を阻害する大きな要因である。

前述の武蔵野市の調査では、女性が仕事を継続するうえでの障害として、「育児休業などの労働環境の不備」と「育児」がともに四割弱あげられており、仕事と育児という二つの役割をいかにこなし、いかにバランスをとるかという課題が、仕事を続けていく上での大きな障壁であることを示している。また、同調査では、「公的支援施設の不足」、「病人および老人の介護」も二割を超え、「家事」が第五位で、仕事と育児以外でも、老親の介護や日常的な家事という家庭役割も大きな仕事継続を阻害する要因となって、トータルな「家庭役割」と「仕事役割」という二重役割の担い手としての女性という側面からのアプローチ、すなわち生理的にも精神的にも過重負担を課せられているという視点からの検討が必要となる。

日本労働研究機構［2003］が、杉並区、江戸川区、富山・高岡市で実施した調査*によれば、結婚、妊娠・出産による就業中断・転職の理由に関して、結婚は四地域とも40％台、妊娠・出産は、杉並40％弱であり、妊娠・出産による転職への圧力が大きいことを示している。さらに、「二歳くらいまでの育児で困ったこと」に関する自由記述では、第一子では、「日常・緊急時の援助がえられない」が一位で、二位は「精神的疲労・ストレス」となっており、第二子では、「具体的な疲労・負担」の記述が一位で、「日常・緊急時の援助がえられない」が二位になっている。また、就業率の高い富山では、「仕事への影響」の割合が、他の地域の二倍から三倍になる。

東京都王子労政事務所［1999］の保育園に子どもを預ける親一、一二八件を対象にした調査によれば、「結婚・出産、子どもの養育」のために退職や転職した経験は、女性60.6％に対し男性は13.7％で圧倒的に女性が多く、子育てが女性にとって大きな負担になっていることを示している。

また、総務省の「二〇〇一年　社会生活基本調査」によれば、共働き家庭における「家事育児・介護等」に費やす時間は、男性で一日二五分、女性で四時間一二分であり、女性が男性のほぼ一〇倍に達し、働く女性の負担が一方的に大きいことを、時間という物理的側面から裏づけている。山村［2005］の研究によれば、時間のなさが不満の最大の原因になっている。松田［2005］による二〇〇一年から二〇〇三年の先進一〇ヶ国とわが国の五

＊一九九二年から二〇〇一年の間に第一子を出産し、出産時に雇用されていた女性二、一六〇名を対象に、二〇〇一年に実施。

歳未満の子どもを持つ夫婦の労働時間や家事・育児時間の比較研究でも、わが国の夫は全体平均の三割にも満たないことが明らかにされている。

「平成一〇年度　産業保健調査研究　有職女子の生活実態とその健康度に関する研究―専業主婦との対比成績から―」*［松本ほか、1998］によれば、栃木県では、専業主婦に比し、有職女子に高い頻度が観察された日常生活要因は、「休息が殆どとれない」・「（休息が）時々不足する」59.0％、「時々疲れが残る」65.3％、「平日に自由に使える時間は二時間以下」58.6％などであり、「これら有職女子に特有な慢性的疲労状況や食品・栄養の摂取不足状況は、就労環境や労働負担あるいは家事負担の有無もあろうが、専業主婦に較べ自由時間の少ないことからくる、生活上の時短・歪みが反映された結果と考えたい。（中略）疲労感はからだが発信する赤信号とも考えられるので、仕事と休養の時間的バランスの調整が要請される」と指摘されている。

　これらの結果は、とりも直さず働く女性は仕事と家庭の両方で重要な役割を担っておりその重荷が、身体的・精神的な健康も含めて働く女性の仕事継続を困難にしていることを示している。

　また、二〇〇四年の『平成一七年版パートタイム白書』*［アイデム、2005］の調査では、「パート・アルバイトという働き方を選んだ理由」として主婦の三分の二が「家事や育児と仕事の両立を図りたいから」という理由をあげている。そのために、働く女性の多くはパートタイマーという非常に不利な労働条件下での雇用に甘んじなければならないことに

＊平成九年度の「とちぎ健康の森」の健康度測定受検女子一、六五五名のうち、問診・検査情報に欠測値のない者を選定し、有職女子七三三名、専業主婦四五二名を解析対象者とした。

＊二〇〇四年一一月実施　インターネットによる調査。パートの主婦一、二〇六名が回答。

なる。

これらの調査結果を見ていくと、働く女性にとって、女性が仕事生活において力を十分に発揮しようとしても、物理的・生理的に家事、育児、介護などの役割が、それを阻害しているとしても過言でないであろう。二つの役割を十分にこなそうとすれば、精神的にも時間的にも過重な負担になり（十分果たせないことによる家族や同僚への引け目も同じくストレッサーになる）、生理的な疲労と精神的な疲労というストレッサーを持つことになる。また、正社員として十分に仕事に力を発揮できなかったり、十分に発揮できても、働かない（能力のない）男性に比して短い時間しか仕事に時間を割けなければ、それを理由とした昇進や人事考課でのネガティブな評価がまっており、責任のある自律性の高い仕事が与えられないなどの処遇面でのハンディというストレッサーもまた生じてくる。これらはキャリア発達の上からも、制約条件として機能してくる。

また、パートタイマーを選択すれば、仕事の質の制約や人材育成の面での制約は大きく、能力発揮という面での制約が大きいだけでなく、先に見たように賃金などの処遇面での直接的な不利益や、それらを通しての成長要求や承認要求の充足という面でも不満足を産みストレッサーになるものと考えられる。『平成一七年版　厚生労働白書』は、パートタイム労働者の処遇は必ずしも働きに見合ったものになっていない面があり、パート労働を労働者の能力が有効に発揮できる魅力的な就業形態としていくことが課題になっているとしている。

このように二重役割の問題は、単なる物理的な過重負担の問題だけでなく、仕事の中で自律や自尊心を保ち、精神的に安定して自信を持って生活し、そして、「キャリア発達を通して成長感を味わい、生きがいや働きがいを感じる」ことを阻害するという面でのストレッサーとして論じられなければならない。とりわけ、この二重役割をまっとうしようとすれば、多くの時間をとられ、自分の時間のなさが、自己の精神的な余裕を作り出すことを妨げ、成長を遂げるためのインプットを大きくしようとすることを阻害することに繋がり、そのことが、メンタルヘルスを直接的に阻害するであろうし、また、さまざまなストレスの原因になることは十分に予測できる。

(4) ニーズの不一致や成長阻害

『平成一六年版　女性労働白書』によれば、働く女性の勤続年数は伸長化傾向が続き、平成一六年で九・〇年になり、男性との格差も平成六年に比べ小さくなっているが、その一方で、企業規模が大きくなるほど男女の勤続年数の格差が拡大している。なお、同白書では、若年女性の就業意欲は上昇しており、就業希望そのものは出産・子育て期も高い状況が続いているものの、M字型カーブからは脱し切れておらず、さまざまな理由で就業希望が実現できずにいることがうかがえる。また、同白書は、内閣府の世論調査をもとに、均等法後一〇年世代では「子供ができても仕事を続けるほうがよい」とする女性の割合は、三〇～三九歳で45.5％に達している、としている。

このように就業継続意欲は高まっているが、それにともなって、働くことの目的も、結婚までの腰掛とか、子育て後お小遣い稼ぎにパートに出る、というようなものではなくなっていることは想像に難くない。

生命保険文化センター［2001］の二〇〇〇年の調査*では、パートタイマーがほぼ40％を占める既婚女性では、雇用形態を選択する上で制約があったとした人は51.0％（男性14.5％）に達し、既婚女性では、雇用形態の選択に制約が多いことを示している。ちなみに、未婚の女性でそのように回答した人は11.2％で、男女・未既婚別の中で最も低い。

一般的に男女を問わず働く理由としては、生活維持のため、自分の成長のため、社会参加のため、自己の能力発揮のため、社会貢献のため、皆が働いているから（働くのは当たり前）などをあげることができる。

前記の武蔵野市の調査では、就業目的は、女性は「仕事を通して社会参加」31.7％、「自分の自由になるお金の獲得」28.2％、「家庭の主たる収入源」27.7％、「自分の能力発揮」26.2％が20％を超えるものであるのに対し、男性では「家庭の主たる収入源」81.5％が圧倒的に多く、その目的に大きな差異が感じられる。

パソナキャレトン［2003］の転職希望者を対象にした調査*によれば、転職先条件で重視するもの（複数）は、「職種・仕事内容」59.3％、「やりがい・面白さ」43.5％、「給与・賃金」33.3％の順であり、また、転職したい理由（複数）は「スキルアップしたい」55.6％、「面白い・やりがいのある仕事に就きたい」36.1％、「自分にあった仕事に就きたい」・「安定し

＊対象は一八～五九歳の就労者男女個人一、〇三五（男性六二八、女性四〇七）名。

＊二〇〇三年七月同社への新規登録者一一一名を対象、二〇歳代が70％で男女ほぼ半々。

た仕事に就きたい」18.5％の順である。また、社会経済生産性本部［2005］の新入社員を対象にした「働くことの意識調査」*では、会社選択の理由として「自分の能力、個性が生かせるから」31.3％と「仕事が面白いから」21.0％が多く、また、職場における生きがいも「仕事が面白いと感じるとき」28％、「自分の仕事を達成したとき」23％、「自分が進歩向上していると感じたとき」17％の順になっており、自己の成長や仕事の面白さ、達成感、やりがいなど成長要求に基づいた事項があがり、賃金などの生活のためという理由を上回っている。

*対象は、三、九一〇名の新入社員。二〇〇五年三月から四月実施。

前述の生命保険文化センターの調査の結果から、正社員がほぼ六割を占める未婚の女性の就労意識を見ていくと、「仕事はお金を稼ぐ手段」12.4％（男性24.7％）に対し、「専門的な職業能力を高めたい」87.9％（同73.9％）、「自分の専門知識・技能を発揮できる仕事をしたい」76.6％（同76.8％）、「社会的評価は低くても自分のやりたい仕事をしたい」70.1％（同64.2％）など、成長要求に関連すると思われる項目が、ここでも上位三項目を占めている。この調査は、就労価値観とワークスタイルの関係を見ているが、新しい就労価値観として、専門生きがい志向（独身ＯＬ）*、能力至上志向（男性の若者）、快楽優先志向（派遣、フリーター、サービス残業者）があるとし、従来からある（中高年の）男性中心の会社中心志向から、それらに変化しつつあることを示している。

*（　）内はスタイル

このようなニーズをもって仕事に対峙したとき、それを仕事や組織が提供してくれるのであろうか？　ただでさえ、個人の成長要求や自律性への要求を満たしようのない仕事の中で、「女は、男の補助でよい」という気分の抜け切れない管理が行われているとすれば、それらの要求が高くなるほどギャップは大きく、ストレスは募ることが十分に予想される。武蔵野市の調査結果で見るように、ほとんどの男性が賃金による生活維持の要求を主としていれば、物理的報酬管理でしのげるが、女性のような多様なニーズには、かなり対応に困難さが予想される。

その一方で、主婦のパートタイマーといえども主たる生計維持者という働く女性も少なくなってきている［朝日新聞、2006］。これは、配偶者の賃金上昇の頭打ちなどにより生活費の不足分の一部を補充するという次元を超えており、子どもの教育費や住宅ローンなどの生活費の増大に対して、働く女性も配偶者と同等にそれを負担するケースも増えてきているだけでなく、配偶者の失業、配偶者の突然死、離婚、または、未婚などの理由で、主たる生計者にならざるをえない場合も多くなっているからである。

鈴木［2005］は、就業構造基本調査（平成一四年）と労働力調査特別調査の結果を分析し、男性の三〇〇万円未満の層の増加とそれ以上の層の各階層の減少、小さな子を持つ母親の就労の増加を元に、夫の経済的基盤が弱まり、経済的な困難を抱えた子育て世代では小さな子どもを持つ母親も働かなければ暮らせなくなったとしている。

内閣府［2006］の世論調査によれば、働く目的として平成九年には、「お金を得るため」と「生きがいを見つけるため」がほぼ三分の一ずつで拮抗していたのが、平成一六年には「お金を得るため」が53.7％で「生きがいを見つけるため」の二・五倍に達し、その割合は男女差がないことを示しており、女性の収入が生活のうえで欠くことのできないものになっていることを示すと同時に、近年の不況下で、経済的な不安感が増していることを示している。そこでは、現実に存在する賃金差別は、不安を掻き立てるどころか、ストレスそのものになってくるものと思われる。

そのような働く女性とは別に、従来の「男は仕事、女はその補助」という意識の中で育ち、本人もそれを受け入れ、仕事に自己の人生の場を求めていないのにもかかわらず、仕事の場では戦力として期待され、高い役割期待がある場合も逆の意味で、ニーズの不一致によるストレスの発生が予想される。

さらに、たとえ社会参加を主たる目標にしていたとしても、そこでは、男性と対等に発言でき、社会の一員として振舞える立場の保障がなければならない。そうでなければ、ここでも二流市民意識を押し付けられることになり、ストレッサーになってしまう。

3　性別役割分業観

2では、差別的な処遇が行われているとしたが、その最大の原因は、「男は外で仕事、女は家を守る」、「仕事の場において基幹的な仕事は男、女はその補助」、「職場でも女性は主婦的役割を期待されている」などの性別役割分業観と、それにともなう二重役割であるとしてよいものと思われる。働く女性の問題として最初に取り上げられる問題は、多くの場合、伝統的に性別役割分業観であったとして過言でないであろう。この価値観が、賃金や昇進に代表される仕事の場における男女差別を招いているという論議は、非常に多い。

性別役割分業観の下では、働く女性は、初めから働き続けることを意識の外におくことになるし、仕事の中での成長も視野の外に置くので、必然的にいくら長く勤めても、重要な仕事や役職を任せられないことになる。しかし、近年、働く女性の勤続年数の長期化や労働力率の上昇という現実があり、初婚年齢の上昇や先に見た単身者の増加、共稼ぎでないと生活できない生活スタイルなど、女性が働き続けることを必然化する要因も前述のように日に日に大きくなっている。

そこでは、男女差別はなくなってしかるべきであるし、その原因である性別役割分業観は十分に論議されなければならない。

(1) 性別役割分業観の定義

性別役割分業観に関しては、性役割や、ジェンダー、ジェンダー役割などという言葉で述べられることも多いが、ここではそれらを総称して性別役割分業といい、その概念や価値観を性別役割分業観という言葉で述べることにする。

バー［Burr, 1998］は、「性役割とは、われわれが女性や男性に期待する行動である。女性や男性に対する行動の台本が演じられる方法でもある。また、ジェンダーとは、社会的に意味づけられた〝性（sex）〟である。それは、ある特定の社会の中で、男性や女性に異なって結び付けられ期待されている特性や行動の組織体（constellation）である」とそれらを定義し、青野［1995］は「社会（文化）の中で、それぞれの性にふさわしいと期待される行動様式、人格特性、態度、意識などをさす」としている。換言すれば、ジェンダーは、学習された〝性〟に関連付けられた態度と関連する心理学的な事象である［Diamant, 2002］と言うことができる。

野寺と唐沢［2005］は、女性のステレオタイプとして現代の大学生は男女とも依存性、弱さ、容姿、社交性、気配り、冷静さという次元でとらえているとしている。また、彼らの研究は、性差観の強いものほど、女性を依存性が高く、冷静でなく、弱いものとみなす傾向にあることを示している。まさに、これらが、今日のわが国の性別役割分業観の基幹にあるとして過言でない。

この性別役割分業観の問題点は、「性役割に関する個人の概念は、個人の行動や自己評価に重要な影響を与えている。女性の性役割の定義と行動の選択肢は、男性のそれらが社会化によって拡大されたのに対して、社会化によって狭められてきた。」［Block, 1973］という点や、ブルックス＝ガンとマチュウズ［Brooks = Gun & Metthews, 1979］が指摘するように「大抵どこの文化でもそうだが、男のすることも女のすることもほとんど違いはないのに、男のほうがより評価され高い地位を与えられるのだ！」という点であり、女性もしくは女性の仕事の価値を、男性よりも低いものと位置づけてしまっており、それが、現実の社会の中で、女性を補助労働に押しやったり、女性の地位や賃金を低いものに格付けてしまうという問題を生じている。

(2) 性別役割分業観の発生

性別役割分業観が、どのように形成されたのか、という論議にはさまざまなものがあると思われる。前述のように、社会的・文化的に作り出された「女らしさ」「男らしさ」の規範［木本、1995］と同義に捉えるのならば、歴史的に可変であろうし、文化によりそれは異なるはずである。現実に、女性のほうが主たる生計の担い手である社会もあり［Mead, 1949／祖父江、1976］、ヘアーインディアンの社会のように、性と役割の結びつきがきわめて弱い社会［原、1989］もある。

上野［1982］は、『男は仕事、女は家庭』という性別役割分担規範は、産業化による職住の分離とそれにともなう公私の分離によって成り立つ、きわめて近代主義的なイデオロギーであるとしている。同様の見解は少なくない［落合、1989／小野、1989］。

このような視点で見れば、わが国で「男は仕事、女は家（で家事）」という考え方が普及したのは、産業が第一次産業から第二次産業へ転換し、その中でも重化学工業化と工場の大規模化が進み、多くの人々の働く場が工場を中心とした製造業になり、そして、都市化の進展の中で職住の明確な分離が進んだことの結果のように思われる。このことは、家事を分担する者の生産活動への参加を困難にし、それを担うとされた女性の労働は、必然的に結婚までの短期的なものになり、職業的なキャリアの形成を中途半端なものにし、労働市場への参加の段階から職業的なキャリアの形成を企業も本人も等閑視するという結果をもたらしたように思われる。それゆえ、女性が補助的な業務につくのは、至極妥当なことのように思われたと言えよう。

また、「高度経済成長以降、日本では『家族賃金』つまり男性労働者が妻子を養いうる賃金がある程度実現され「男は仕事、女は家事・育児」という性別役割分業家族を形成してきた」という鈴木［2005］の主張に見るように、生活給をベースにした年功賃金制度が確立された戦後の高度成長がそれを助けたと言えよう。阿藤［1997］も、高度成長期に確立したとの主張をしている。木本［1995］も、日本においてマジョリティ女性が主婦という時代を迎えたのは、急激な高度経済成長のただなかであったとしている。その意味で、決して固定的な価値観とはいえないという側面もあるようには思われる。

その一方で、産業場面での性役割を、出産という〝産む〟性の面から論じたり、筋肉労働主体の作業における生理的・体力的な面から論じるものもあるが、あまり優勢ではないように思われる。

(3) 性別役割分業観のもたらすもの

前述のように、性別役割分業観は、女性もしくは女性の仕事の価値を、男性よりも低いものと位置づけ、それが、働く場面で女性やその労働の価値を損なったとしたが、そのような屈辱的な状況に女性を置く労働の場の環境は、生産性を減じ、能力のなさや劣等感を感じさせ、そして低い職務満足感へと導くことになり、性差別主義は、女性の生理的そしてまた心理的なwell-beingにおける役割として環境的なストレッサーを演じる［Gillem, Sehgal & Forcet, 2000］とされている。そればかりでなく、ファッシンガー［Fassinger, 2002］の主張をまとめると、以下のようになる。

社会的に望ましいとされる性役割は、最善の職業的発達を禁じる、特定の集団メンバーに共通する信念や態度である内部的障壁や自己障壁を作り上げることに貢献する。そのような女性のキャリアの成功に対する障壁のひとつは、女性の能力・才能の過小評価であり、そのような自己概念は自己効力感という形で述べられることが多い。また、ジェンダー役割の社会化の過程において、女性は、受身で、感情的で、被扶養的で、依存的であると教えられ、さらに、女性は能力や知性を隠すように教わることも障壁のひとつとされている。そして、性による差別のような職業的な障壁の知覚がキャリアに関して低い結果の期待と結びつくことを調査は示している。

その結果、女性自身も初めから、職業的キャリアを人生のキャリアの中で重要視せず、働き続けることを意識の外においていると感じられることも少なくない。

なお、もうひとつ注目したい点は、このような性別役割分業観の感じ方がストレスに影響を与えるということである。生涯を通じた女性の健康を考える会［2002］の調査*によれば、性別役割分業意識を否定的に捉えているものほど健康度（ＭＨＰ尺度）は低くストレ

＊対象は、福岡県内の公務員の既婚女性三一〇名。二〇〇一年に実施した質問紙調査。

スが高く、同時に、パートナーの性別役割分業意識が強いと思っているものほど健康度は低くストレスが高くなるという結果が得られている。

平山［2002］は中年期の夫婦を対象とした実証研究をもとに、女性（妻）のほうが非伝統的な夫婦のありようを求めるのは、夫婦における情緒的関係を非対称的なものとして認知していることが原因であると同時に結果であると言えるのではないかと指摘し、夫との間に対等で互恵的な夫婦間の情緒的交流があると認知する妻は、家族間のケアを行うことに起因する否定的な思いが低いとしている。このように両者の対等な関係すなわち性別役割分業観への否定的な姿勢は、メンタルヘルスの向上を促しているように思える。逆に、性別役割分業観の肯定、とりわけ、男性側の一方的肯定とそれを前提とした行動は、女性のストレスを著しく高めると言えよう。

(4) 性別役割分業観の変化を促すもの

このように、比較的近年強固に形成された性別役割分業観が、仕事生活において男女差別を促進し、男女平等を阻害しているとしたら、それは解消されるべきものとなる。ではどのようなものやことがその解消を促進するであろうか。

仕事をしている女性が性別役割分業によってこうむるストレスのひとつが、生活全体の中で家事役割と仕事役割が並存することから生じるものである、その結果、自分の時間が持てず、正規従業員ならば、自分が十分に休息したり睡眠できる時間が持てないことによる生理的・肉体的疲労と、二つの役割をフルにこなし、その綱引きの中で、常にバランスをとらざるをえず、「家族に迷惑を掛けている／家事が十分できない／職場の仲間に迷惑を掛けている」というように感じ、自分を責めたりすることから生じる精神的疲労をもたらしている。

このような面に関しては、家事役割の担い手が女性だけではないことを男女とも認識するべきであり、近年の特に子育てに関しての男性の意識の変化や、育児休業をめぐる法制度の整備と、企業の取り組みなどから、女性の負担が減じる傾向が見られる。とりわけ、子育ても含めた家事の平等化のためには、男性の実質的な仕事時間の短縮が急務になるであろう。つまり、男性だけでなく、それを雇用する企業の時短への取り組みと意識の変革がその条件になるものと思われる。

山村［2005］は、男性の性別役割分業観や家事活動への意識面では変化が見られるとしているが、生命保険文化センター［2001］の調査では、男性で恒常的サービス残業27.7％や有給休暇取得が困難27.2％をはじめとして恒常的な残業が四割を超え、休日に休んだり休暇を取ることへの困難さが表れており、時間的余裕づくりの面からは、より強力な法整備（例えば、不払い残業への罰則強化、残業に関する割増率の欧州並みへの引き上げなど）や行政の指導が必要になろう。

さらに、「家庭内での男女の家事分担を直接変化させる政策は難しいと考えられる。性別役割分業を変化させるために可能となる政策は、男女の賃金格差をなくすといった、家庭の外における労働市場の男女差を変化させることであろう。晩婚化の原因と考えられてきた女性の経済的地位の上昇を政策的に徹底させることで、性別役割分業を変化させることが可能となり、就業継続希望と結婚との葛藤をなくすことができるかもしれない。」［四方、2004］という指摘に見るように、女性の経済的な地位を相対的に高めることも、女性の仕事（の結果・成果）に関する価値を高め、その結果、女性の価値そのものを高めることによって、男女平等という意識の浸透をはかることに役立つであろう。そのためには、賃金格差の縮小を目指す法律と育児・介護サービスの普及というような政策が性別役割分業を弱める方法になると考えられる。阿藤［1997］は、性別役割分業観は前述のように高度成長期に広まったが、ここ二〇年間に大幅に低下化しているとし、その原因を、一九七〇年代半ばから顕著になった女性の高学歴化、雇用労働力率、賃金水準の上昇という社会経済的地位の実態面での変化をあげている。そして、この女性の地位・役割をめぐる変化が一九八〇年代に顕著になった理由として、女性の社会進出という行動面の変化に加えて、「国連婦人の一〇年」をめぐる女子差別撤廃条約や雇用機会均等法などの政治の動きやそれを報じるマス・メディアの効果をあげている。

さらには、本章2(4)（58頁）で見たように、女性のパートタイマーと言えど、主たる生計の維持者となっているという現状がある。このような生活維持の必要性から、特に、時間的な面における家事分担や家庭運営のさまざまな意思決定の面で性別役割分業が実態的に崩れていく可能性も大きいものと考えられる。

4　キャリア発達の阻害とメンタルヘルス

2で見たように、女性が男性とは格段に不利な条件下で、キャリア発達に挑み、仕事の中での達成や成長、充実感や自己効力感の体得に挑まなければならず、また、不当に貶められ、期待されず、努力が報われず、挫折感を味わうことによって、ストレスを感じており、それが、メンタルヘルス阻害の大きな原因となりうるものと考えられる。前記の不当に貶められ、期待されず、努力が報われず、挫折感を味わうことなどは、職業的アイデンティティの形成を妨げ、職業的アイデンティティの不十分な形成は職業的ストレスに大きな影響を与えることを児玉と澤田［2005］の研究は示している。

ここでは、これまで述べたことを踏まえたうえで、キャリア発達阻害とメンタルヘルスの関係を延べていくことにする。

(1)　キャリア発達を現実的に阻害する事象、ライフ・イベント

女性の職業的キャリア発達を現実的に阻害する事象としてあげられる最も大きなものに、結婚、妊娠・出産というライフ・イベントがある。これらは、配偶者としての男性とっても大きなライフ・イベントであるが、女性の場合、前述の王子労政事務所の調査などに見るように、それによって就業の中断や転職が生じがちであるという意味で、キャリア発

達上の影響ははるかに大きい。

このような中断は、とりわけ、出産・育児によって生じるものが多く、それは、三歳未満の時期が愛着形成にとって特に重要であり、その時期に受けたショックは生涯残るというボウルビィの愛着行動制御説に支えられた三歳児神話といわれるものを通して、促進されている［金田、2005］。現実に、日本労働研究機構の『育児休業制度に関する調査研究報告書』［2003］によれば、三歳児神話に関しては、全体的にほぼ六割が同感していたが、正規就業者では、杉並では22.2％が同感するにすぎず、地域差があった。逆に、パートタイマーは、どこでも賛否が拮抗した状態であり、見方を変えれば、この神話への賛否が就業スタイルを変えているとも言えよう。

では、それらによる働き方の違いとそれにともなうキャリア形成の違いは、メンタルヘルスに影響を与えるのであろうか。松浦ら［2005］の四歳から一二歳までの双生児を持つ母親五六三名を対象にした研究によれば、中年女性のキャリアパターン別に見ると、離職群では「生き方不満」「抑うつ傾向」が継続群に対して有意に高く、逆に継続群では「子育て負担」が、復職群や離職群に対して有意に高くなっている。また、どの群でも「生き方不満」は「抑うつ」に対して有意な影響を持つが、特に継続群（不満は低い）では、その影響力が強い。これを基に、彼らは、継続群は、仕事と子育ての両立による物理的な負担感は多いものの仕事継続が生き方への満足を高め、離職群は、生き方への不満が高く、抑うつ傾向も他の二群に比して高いので、職業や子育て以外の社会参加などを探る必要性があるとしている。

このように、子育てと職業的キャリアの形成は、働く女性のメンタルヘルスに大きな影響を与えていると言うことができよう。

育児と同様に働く女性のキャリア中断を促すものに、介護の問題がある。『平成一七年版　働く女性の実情』はさまざまな調査結果などを元に、介護の中心が四〇歳代後半から六〇歳代前半の人々で、現実に介護を経験しているのは女性が男性の二倍を超え、仕事と介護の両立に満足している人は少なく、また、介護を理由に退職した人の約八割が女性であることを明らかにしている。介護は、育児と異なり、中高年の働く女性の勤務継続を脅かし、退職して介護が終わったあとの再就職の困難さを考えれば、人生という大きな枠組みの中でのキャリアの展開に、より大きな影響を与えていると言うことができよう。

(2)　キャリア発達が阻害されるとなぜメンタルヘルスは阻害されるか

働く女性が仕事の中で成長を求め、自己のキャリアを伸ばすことを大きな要求として持つとき、それを阻害されることは大きなストレッサーになる。仕事におけるキャリア発達は、単に仕事ができるようになり自分の成長を実感し、達成感を得たり、その結果として、他者から認められたり、賃金やボーナスなどの報酬や昇進などの処遇に至るというようなものだけでなく、職務満足感やキャリア満足感を実感し、それらが自己を価値あるものとして認めたり自己の生き方や人生を肯定したりというような全人格的な心理的報酬もまたもたらされる。それらは心理的well-beingとか生きがいに関わる重要なことである。

このようなキャリア発達は、以下のようなものによって促進される。ひとつは、自己の成長意欲やキャリア・アンカーにささえられた自己啓発である。そして、第二は、職業生活に入る以前の家庭生活、学校生活、そして地域社会における生活の中での学習や友人や先輩との交流、テレビや読書から得る知識・情報などさまざまなものがあり、それらはキャリア観や職業意識の形成に役立っている。第三のものは、さまざまな企業や組織がその目的の円滑な遂行のために行う教育訓練・能力開発である。能力開発には、仕事をしながら行うＯＪＴと、仕事から離れて行うoff-ＪＴがある。その他に、自己啓発を支援するさまざまな制度を持つ企業も多い。キャリア発達を促進する要因の第四のものはメンターによるメンタリングである。

そして、それらによるキャリア発達を加速するものが、バンデューラ〔Bandura, 1977〕によってとなえられた自己効力感である。自己効力感について角山〔1995〕は「特定の課題を遂行するための能力について本人が持つ信念である」としており、できるのに必要な能力（知識や技術、ノウハウ）と実際にできるという確信という二つの面からなるとされている。自己効力感をもたらすものについては、代理経験、言語的説得、遂行行動の達成、情動喚起があり〔Bandura, 1977〕、遂行行動の達成経験が、最も効果的である〔山崎ほか、1998／2000〕とされている。その意味では成功体験が重要になってくる。自己効力感が感じられないと、自分をだめな人間と貶め、自己啓発意欲を損なうこと（それ自体もスト

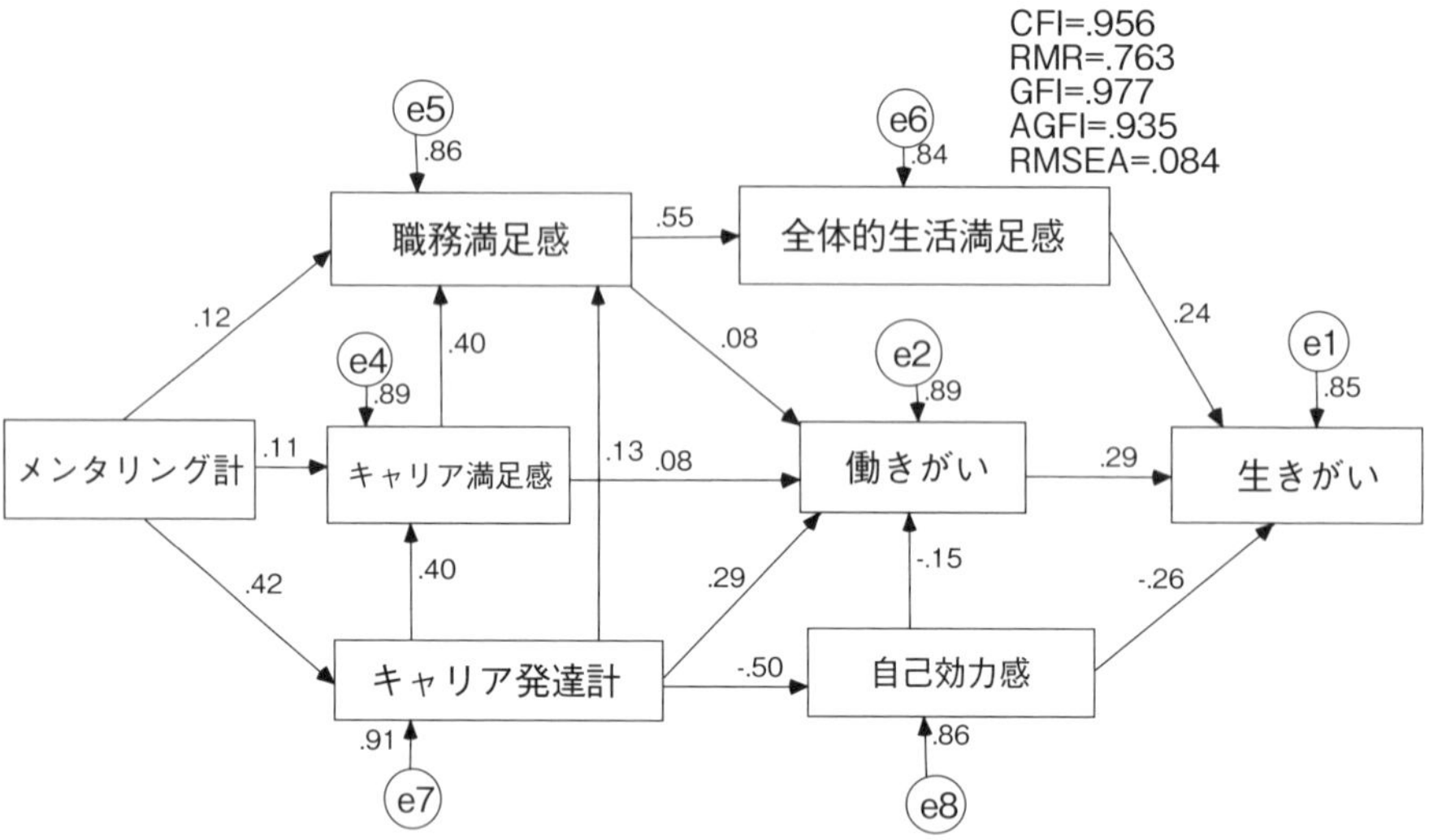

図2　キャリア発達がもたらす満足や生きがいへの影響
（筆者が 2005 年に実施した看護師約 3,000 名を対象にした調査結果）

レッサーである）も、十分予測されるので、上司の日ごろの細かな達成の確認・認証と、挑戦的な仕事・目立つ仕事をする機会を与え、達成感・成功体験を実感させるとともに、外からそれを認めて当人に再度追認させるような管理が必要になる。

これらの要因を考えていくと、教育訓練機会が少ないことは、キャリア発達を著しく損なうので、差別的な能力開発を行うことは過度に女性のキャリア発達を抑えることになる。また、ルーチンの補助的業務しか担わせないことは、仕事の中での挑戦機会を奪い同時に達成感を味わったり成功体験を積み重ねる機会も減じ、キャリア発達を阻害することになる。新しい仕事を与えないことは、必然的にＯＪＴの機会を減じることにも注意を向けるべきである。

図2は、筆者が二〇〇五年に看護師を対象に実施した調査を基にパス解析を行った結果であるが、キャリア発達が、いかに職務満足感や全体的生活満足感、自己効力感*、働き甲斐、生きがいに大きな影響をもたらすのかが理解できる。その意味で、能力開発で差別したり、仕事の与え方で能力発揮の機会を抑圧しながら、それに基づいた人事考課を通して差別的な評価や昇進管理を行うことや、コース別人事管理によるルーティン的な仕事の割振りが、キャリア発達を通した well-being の充足にとっていかに好ましくないかも理解できよう。

＊自己効力感をはかる尺度は逆転項目なので、図中のマイナスのついたパス係数は、肯定的関係を示す。

5　キャリア発達を阻害する企業の制度や慣行・風土

企業の中で働く女性のキャリア発達を阻害するものとしては、いわれのない差別によって〝ひと〟として職業生活をすることを妨げ成長意欲をくじく差別的な処遇や、処遇上の不利益だけでなく、仕事の内容的にも責任や自律の程度が低い職務しか提供しない雇用形態、人格的な否定感を味あわせるセクシャル・ハラスメントなどがある。

(1)　差別的処遇

朝倉［2004］によれば二〇〇三年の国連・女性差別撤廃委員会CEDAW第二九会期における、日本への勧告の主要なテーマは、間接差別への対処であり、審査の中での話題としては、間接性差別研究開始の遅れ、コース別人事制度、セクシャル・ハラスメントの実態把握、パートはジェンダー差別、パートタイマー・派遣の賃金格差の解消などがあったとされている。

このような間接差別の代表例であるコース別雇用管理制度については、2(1)で見たとおりである。担う仕事が違えば賃金が異なるのは当然であるという、男女の処遇の差異に関する前述の企業の論理がまかり通り、女性の多くが従事する一般職は補助的業務で、多くの能力を要しないので、勤続年数の長期化はキャリアの蓄積とは結びつかず、それゆえ、総合職に比して低賃金でかつ昇給の頭打ちも当然であるという理由で、女性の賃金が男性に比して低いことの根拠になっている。

産業化社会のある時期までは、進学率の差異や高学歴女性の非就職、結婚・出産による退職のため勤続年数が短期であるなどの理由で、女性の処遇が男性に比して不利であることは、ある種の妥当性を持っていたかもしれないが、現在のような高学歴女性の職場進出、勤続年数の長期化の流れの中では、意味を失っているとしてよい。このような、男女の差異を付けることが無意味化されてきた時代に、性に基づいて差別され、女性が、自己の職業キャリアを進展させることにハンディを負うことは、女性のメンタルヘルスを著しく阻害することになるであろう。

同時に、これからは一生未婚、なおかつ有職の未婚女性が親も含めた生計を支える、離婚、死別、世帯主とされる男性配偶者の所得が女性のそれを下回るなど、女性の労働やそれにともなう収入が、働く人々の生活の上で男性とまったく同じ意味を持つことが増えてくる。そこでの差別的な賃金は、前述のキャリア形成以前の問題として、大きなストレスになることは間違いない。

そのような観点に立てば、すべての報酬は属性を考えずに、仕事に対してのみ払うという考え方もある。それもある面では仕事の場では公平であるが、その一方で、企業が社会的責任の一環として、福祉に配慮するとするのならば、高い賃金に値しない仕事をしている人々の生活維持に配慮することも必要となる。そのバランスを取るプロセスで、さまざまな生活や家族に関する手当てに関して、差別的な処遇が行われてはならないことは再度強調されるべきであろう。

(2) 多様で不利な働き方　非正規社員と正規社員

キャリア発達を阻害する現実の問題の中には、仕事そのものがある。前述の朝倉[2004]があげた女性差別撤廃委員会の第二九会期の審査の中にあるコース別人事制度、パートタイマーや派遣などは、それを制度化したものと言うことができよう。

二〇〇五年の「労働力調査」では、女性の雇用者二一四三万人(役員を除く)のうちパートタイマーは七〇三万人(32.8％)であるが、短時間労働者は八八二万人(40.6％)であり、それらを含めた非正規社員は52.5％に達している。このような雇用形態下では、労働条件は、時間給に換算した賃金の格差だけでなく、各種保険、手当て、賞与の支給や、雇用の安定などの面でも格差は生じており、非正社員は、非常に不利になっている。このような結果は、女性の雇用環境の厳しさをうかがわせている。

二〇〇五年の「賃金構造基本統計調査」を元にした分析は、ボーナスなどを含めて計算すると女性社員を100としたときの女性パートタイマーの賃金は58.7％であることを示している(ちなみに、男性正社員を100とすると女性社員は66.5％になる)[朝日新聞、2006]。

また、前述の武蔵野市の調査では、2(4)(56頁)で見たように、男性は働く主たる目的をお金としているのに対して、女性は多様な目的を持っていることを示しているが、パートタイマーの労働条件に関しては、社会保険・雇用保険への加入や、時給の正社員との格差是正（女性では40％）などの要望が30％を超え、次いで、労基法の遵守などの要望があげられている。また、時間が短いからとか、家事との両立を理由に、現状を是認する解答もそれぞれ四分の一を超えている。

その一方、二〇〇二年に実施された内閣府の「平成一四年度　国民生活選好度調査」では、「やりがいのある仕事や自分に適した仕事ができること」に関しては、全体的に、重要度が増す一方、充足度は落ちており、キャリア発達の面から懸念される材料になっている。

(3)　セクシャル・ハラスメント

「セクシャル・ハラスメントとは、威圧し、敵意を示し、攻撃的な作業環境を作り出す、職場での歓迎されざる性的な言い寄りや行為である。それは、理性的な女性や男性が耐える必要がない従業員のジェンダーに関連した攻撃的な行為・態度である。」［Petrocelli & Repa, 1992］とされ、具体的には「職場において行われる性的言動」で、ひとつは女性労働者がどう対応するかで労働条件について不利益を受ける対価型と、就業環境が悪くなる環境型［職場の女性問題研究会、2003］の二つの形を持つ。いずれにせよ、セクシャル・ハラスメントは、雇用の場における性差別の具体的表れのひとつであり、社会全体における性差別の一部である［鐘ケ江・広瀬、1994］ということは忘れてはならない。

表1　セクシャル・ハラスメントの影響［Pertroceli & Repa,1992］

1. 職務に関連した侵害：

　（1）賃金やその他の福利の損失、昇進の喪失

　（2）職務の喪失

　（3）職場異動の圧力

　（4）事実上の解雇

　（5）セクシャル・ハラスメントを報告したことへの報復

2. 個人的な損失

　（1）問題に関連したストレス

　（2）身体的精神的な傷害

3. 集団としての女性への侵害

　セクシャル・ハラスメントは、侵害された女性によってこうむった損傷に加えて、それに直接かかわらない他の女性にも破滅的な結果をもたらす。セクシャル・ハラスメントの雰囲気は、職場の差別や仕事選択の制限などを行う傾向を持つ。

椋野［1998］は、「同質な男性中心の職場では、異なった価値観、生活を持ち、それに応じた働き方をする者に配慮してともに仕事を遂行する風土が形成されておらず、それが男性の間に、女性を同僚として尊重しない意識や性的な関心・欲求の対象としてみる意識を生じやすくしている。女性に対する性的嫌がらせ（セクシャル・ハラスメント）はそのような環境で起きやすいといわれている」としている。

ペトロセッリとレーパ［Petrocelli & Repa, 1992］は、セクシャル・ハラスメントの影響を、**表1**のように示している。

厚生労働省雇用均等・児童家庭局［2005］の企業向けの指導マニュアル『職場におけるセクシャル・ハラスメントの防止に向けて』にある同省の「職場におけるセクシャル・ハラスメントに関する調査研究会」が一九九七年六〜七月に実施した調査は、**図3**のように、セクシャル・ハラスメントの原因を企業男性労働者・女性労働者別に見ているが、企業の一位は「男性は、性的言動を女性が不快に思うことを分かっていない」53.6％、以下「男性が女性を職場で対等なパートナーとしてみていない」50.2％、「一部にモラルの低い男性がいるため」42.4％、があげられており、男女共に大きな差異は見られない。その一方で、前述の栃木市［2005］の調査では、「対等に仕事をするパートナーとして、相手を見ていない」（女性44.9％、男性31.0％）が一位であるが、女性の二位は「男女が平等な関係を持つような教育を受けていない」17.5％（男性は15.8％で三位）で、男性の二位は「男女のコミュニケーションが、うまくいっていないから」21.5％（女性は11.8％で三位）であり、認知の

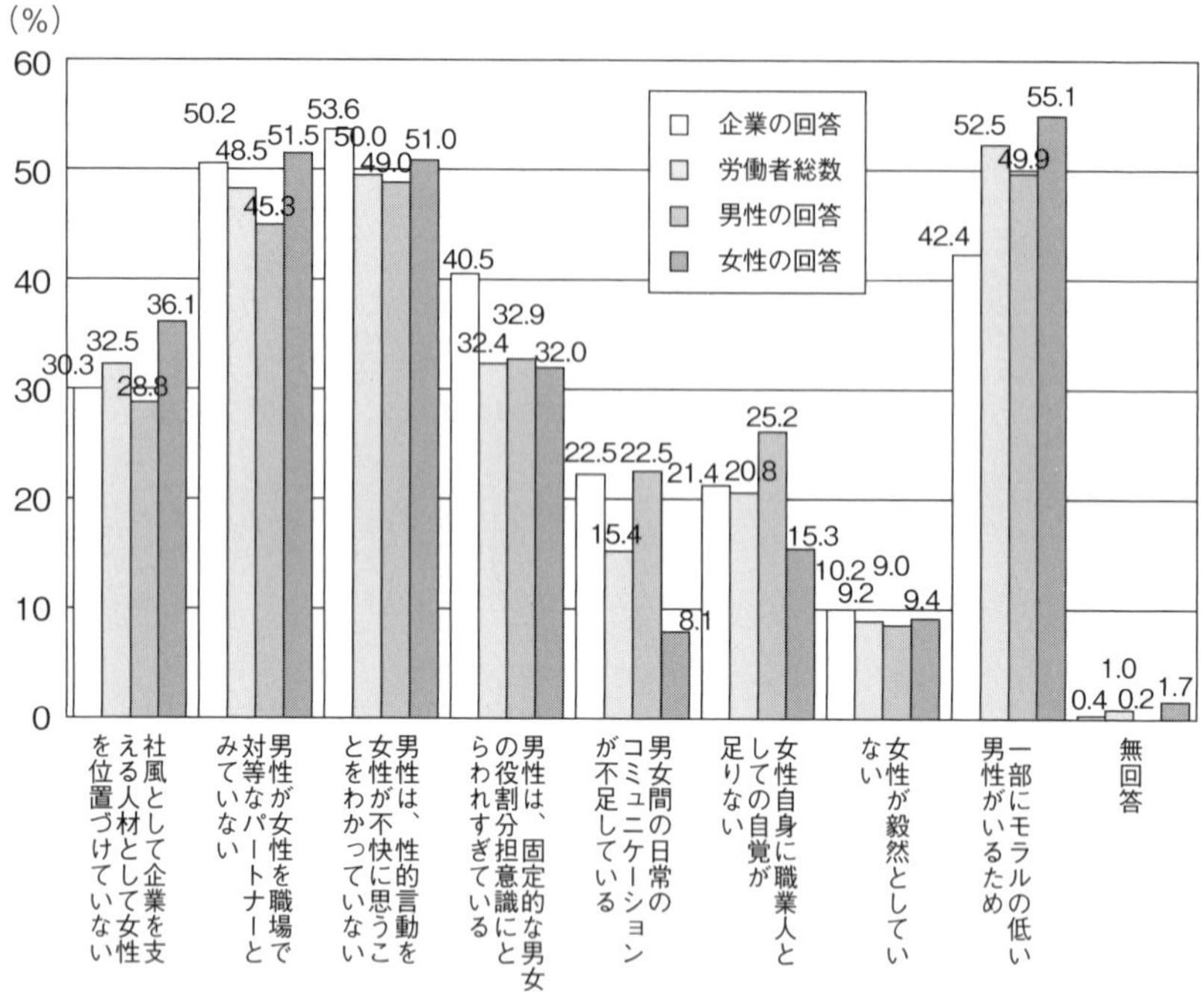

図 3　セクシャル・ハラスメントの原因［厚生労働省雇用均等・児童家庭局、2005］

ギャップが大きいことをその割合は示している。

対等なパートナーとして見ないものには、派遣社員やパートタイマーや中途採用者という正社員以外の身分が関係して、ゆがんだ身分意識が余計性的な対象とみなすことに拍車をかける例もあり、問題を複雑にしている［金子、2006］。例えば、群馬労働局がまとめた二〇〇五年の男女雇用機会均等法の施行状況によるとパートタイマーや派遣など非正社員からのセクハラ相談が増えており、同局の雇用均等室は「パートや派遣社員をぞんざいに扱ったり、性的な軽口をたたいたりして問題になることもある」としている［日本経済新聞（群馬）、2006］、というような実態もある。

二一世紀職業財団［2004］が上場企業を中心に三、四〇〇社を対象（回収六三八）にした調査によれば、職場におけるセクシャル・ハラスメントが「しばしばある」は1.3％「たまに見られる」は42.6％で、「まったくない」は44.5％である。規模別では、五、〇〇〇人以上で「しばしばもしくはたまにある」が80.0％となっている。この結果は、大企業に性別役割分業観に関して固定観念の強い伝統的企業が多いせいなのか、一部の不心得者の数が母集団に比例して多いのか、または、対象企業に金融・保険業が多いことから女性が多い職場のせいなのか、さまざまな原因が考えられる。

また、同調査では、セクシャル・ハラスメント相談の窓口の設置状況は、「設置している」が八割弱で、従業員五、〇〇〇人以上では98.5％に達しているが三〇〇人未満では43.4％にとどまっている。また相談や苦情の有無は、今までに「あった」とするものが46.5％であり、従業員五、〇〇〇人以上では81.3％に達し、三〇〇人未満では17.8％と低い割合を示している。三〇〇人未満で少ないのは、セクシャル・ハラスメント自体の存在が、従業員五、〇〇〇人以上で80.0％となっているのに対し、三〇〇人未満では17.8％にすぎないことの反映なのか、小さくてお互いに、相談員、相談者（被害者）、加害者が互いに目に見えることから、相談しにくいことのためなのか、後者であるとすれば、安い費用で専門家が対応できる公的な外部機関の必要性が高まっていると言えよう。

そのような苦情や相談への対応は、「人事労務担当者が業務として関わった」が71.3％で、「相談窓口など特別な部門が対応した」62.4％よりも多い。社内外の専門家は合わせて23.7％にとどまっており、外部の専門家は一割弱である。外部専門家の六割が弁護士で、労働局（雇用均等室を含む）は三割弱である。また、加害者に関して会社として処分したことがあるのは三分の一で、従業員五、〇〇〇人以上では相談の有無の割合とほぼ等しい81.5％にのぼり、金融・保険業では50.0％に達している。なお、処分内容は、「厳重注意」71.6％、「謝罪」52.1％、「降格」28.4％、「減給」26.0％、「解雇」15.8％などで、実際に身分や処遇の変更に関わるものも少なくない。また、被害者もしくは加害者の「配置転換が必要になった」も三分の二弱あり、処分と合わせると、非常に広範な影響があることがわかる。特に、金融・保険業では、94.1％が「配置転換が必要になった」としており、処分の一環としての異動があることを窺わせている。また「メンタルな部分でのサポートを必要とした」も三割を超えており、セクシャル・ハラスメントがメンタルヘルスに大きな影響を及ぼすことを示している。

（小野公一）

引用・参考文献

アイテム　2005『平成一七年版　パートタイマー白書』

青野篤子　1995「性役割」小川和夫監修『改定新版社会心理学用語辞典』北大路書房

朝日新聞　2006「パートタイマー一二〇〇万人時代。待遇に満足していますか」一〇月二三日朝刊

朝倉むつ子　2004「女性差別撤廃条約」『労働の科学』第59巻第2号　5–8 p.

阿藤　誠　1997「日本の超少産化現象と価値変動仮説」『人口問題研究』第53巻第1号　3–20 P.

Bandura, A. 1977 Self-efficacy. *Psychological Review*. 84, 191–215.

Block, J. H. 1973 Conceptions of sex role. *American Psychologists*, June, 512–526.

Brooks = Gunn, J. & Matthews, W. S. 1979 *He and She*. Prentice-Hall.（遠藤由美（訳）1982『性別役割』家政教育社）

Burr, V. 1998 *Gender and social psychology*. Routledge.

Diamant, L. & Lee, J. A. (Eds.) 2002 *The Psychology of sex, gender, and jobs*. Praeger.

Fassinger, R. E. 2002 Hitting the ceiling. In Diamant, L. & Lee, J.A. (Eds.), *The Psychology of sex, gender, and jobs*, Praeger. 21–45.

Gillem, A. R., Sehgal, R. & Forcet, S. 2000 Understanding prejudice and discrimination. Biaggio, M. & Hersen, M. (Eds.) *Issues in the psychology of women*. Kluwer Academic/Plenum Publishers. 57–58.

原 ひろ子 1989 『ヘアーインディアンとその社会』平凡社

平山順子 2002 「中年期夫婦の情緒的関係：妻から見た情緒的ケアの夫婦間対称性」『家族心理学研究』第16号巻2号 81-94 p.

岩出 博 2000 『人事労務管理』 泉文堂

角山 剛 1995 「モティベーション管理の理論的背景」『日本労働研究雑誌』 5月号 34-44 p.

鐘ヶ江晴彦・広瀬裕子（編著） 1994 『セクシャル・ハラスメントはなぜ問題か』明石書店

金田利子 2005 日本心理学会第六九回大会ワークショップ「ジェンダーで読み解く三歳児神話」二〇〇五年九月一二日 配布資料

金子雅臣 2006 『壊れる男たち』岩波書店

川崎市 『男女平等に関する調査』 報告書抜粋 （www.city. kawasaki. jp/25/25zenken/home/jourei/tyousa.htm）2005.8.03.

木本喜美子 1995 『家族・ジェンダー・企業社会』ミネルヴァ書房

児玉真樹子・澤田博巳 2005 「職業的アイデンティティを介した、職業性ストレスに及ぼすメンタリングの影響」『日本心理学会第六九回発表論文集』230 p.

厚生労働省 2003 『男女間賃金格差解消のための賃金管理および雇用管理改善方策に係るガイドラインについて』 厚生労働省ホームページ 2006.11.03.

厚生労働省 2005 a 「男女雇用機会均等法に関するQ&A」（http：//www 2.mhlw.go.jp/topics/seido/josei/hourei/20000401-25.htm）2005.2.15.

厚生労働省 2005 b 『平成一六年度コース別雇用管理制度の実施指導・状況』（報道発表資料）2006.6.13.

厚生労働省雇用均等・児童家庭局 2005 『職場におけるセクシャル・ハラスメントの防止に向けて』（指導マニュアル）

熊本産業保健推進センター 2000 『女性労働者の健康、とくにメンタルヘルス向上に関する調査研究』

熊本産業保健推進センター　2001　『女性労働者のストレス対処能力の向上と支援システムの構築に関する調査研究』
国眼真理子　1999　「女性の職業意識の発達とアイデンティティ」岡本祐子（編著）『女性の生涯発達とアイデンティティ』北大路書房
Lord, S. B. 1975 Humanizing the of work, Survey of Business. May-June, 8-11 p.
松田茂樹　2005　「男性の家事・育児参加と女性の就業促進」橘木俊詔（編著）『現代女性の労働・結婚・子育て』ミネルヴァ書房
松本兼文・宇佐見隆廣・土屋博之・岡本親整・木村一元・加藤則子・篠原良一　1998　「平成一〇年度産業保健調査研究　有識女子の生活実態とその健康度に関する調査」　労働者健康福祉機構のホームページ　産業保健調査研究課題一覧（平成5年度～16年度）（http : //www.tochigisanpo.jp/report/paper/h10.htm）2007.03.23
松浦素子・菅原ますみ・酒井　厚・天羽幸子・宅間武俊　2005　「子育て中の女性のキャリアパターンと精神的健康の関連」『日本心理学会第六九回発表論文集』1161 p.
Mead, M. 1949 *Male and femail*.（田中澄子・加藤英俊（訳）　1964　『男性と女性（下）』東京創元社
武蔵野市企画政策室　2002　『武蔵野市　男女共同参画に関する意識調査』
内閣府大臣官房政府広報室（編）　2006　『月間世論調査　国民生活』平成一八年一月号　国立印刷局
内閣府男女共同参画局　2005　『平成一七年度　男女共同参画白書』
日本経済新聞社　2002　『日本経済新聞』二〇〇二年一一月二六日夕刊
日本経済新聞社　2006　「セクハラ相談パート・派遣で増」『日本経済新聞（群馬版）』六月八日
日本労働研究機構　2003 a　『育児休業制度に関する調査研究報告書』日本労働研究機構
21世紀職業財団　2004　「職場におけるハラスメントに関する結果報告」（http:// www. jiwe.or.jp/jyoho/chosa/h 1609 sexhara.html）2006.3.23.
野寺　綾・唐沢かおり　2005　「女性ステレオタイプと性差観の関係についての探索的研究」『日本心

理学会第六九回大会発表論文集』1392 p.
椋野美智子　1998「子育てに夢を持てる社会づくりと職場のあり方」『勤労者福祉』第47号　12–17 p.
落合恵美子　1989『近代家族とフェミニズム』勁草書房
小野公一　1989　馬場房子（編）『働く女性のメンタルヘルス』同朋舎
パソナキャレトン　2003『転職希望者の就労意識調査』第1巻
Petrocelli, A. W. & Repa, B. K. 1992 *Sexual harassment on the job*. Nolo Press
連合　2006「つくろう!-男女雇用平等法」（http://www.tuc-rengo.or.jp/roudou/seido/byoudou/index.html）2006.11.03
労働政策研究・研修機構　2004『勤労意識のゆくえ』労働政策研究・研修機構 105–112 p.
生命保険文化センター　2001『ワークスタイルの多様性と生活設計に関する調査』生保文化センター
四方理人　2004「晩婚化と女性の就業意識」本田由紀（編）『女性の就業と親子関係』勁草書房
祖父江孝男　1976『文化とパーソナリティ』弘文堂
Sutherland, V. J. & Cooper, C. L. 2000 *Strategic stress management*. Macmillan.
鈴木佐喜子　2005「今の子育てに大切なこと」『Labor Research Library』第5号　3-6 p.
社会経済生産性本部　2005『平成17年度「働くことの意識」調査報告書』
職場の女性問題研究会（編）2003『女性と労働110番［全訂増補版］』民事法研究会
生涯を通じた女性の健康を考える会　2002『2001年度市民グループ調査研究支援事業報告書・ジェンダーで捉える女性の健康』アミカス
栃木市　2005『男女共同参画に関する意識調査』（http://www.pref.tochigi.jp）
東京都王子労政事務所　1999『育児・子育てと就労に関する意識・実態調査』
上野千鶴子（編）1982『主婦論争を読む　I』勁草書房

山村 文 2005「幼児を持つ母親の生活満足度とソーシャル・サポートの関連性について」『帝京大学 心理学紀要』第9号 73–92 p.
山崎章江・百瀬由美子・坂口しげ子 1998「患者との関わりにおける看護学生の自己効力感（Ⅱ）」『信州大学医療技術短期大学紀要』第24号 71–79 p.
山崎章江・百瀬由美子・坂口しげ子 2000「看護学生の臨地実習前後における自己効力感の変化と影響要因」『信州大学医療技術短期大学紀要』第26号 25–35 p.

第4章　家族や地域社会などの人的ネットワークによる私的な支援

——ソーシャル・サポート——

1　はじめに

働く女性に対する家族や地域社会などの支援を論じるとき、多くの場合、育児が前面に出てくることが多い。なぜ女性（妻）がそれを担わざるをえないのかは第3章で見た性別役割分業観との関係が大きい。内閣府の「平成一四年度　国民生活選好度調査」を見ると、生活の中で重要度が高い領域の一位「医療と保障」と二位「収入と消費生活」は男女とも同じであるが、三位は男性「勤労生活」、女性は「家族」である。男性の「勤労生活」は女性のそれの約一・五倍であり、女性の「家族」は男性のそれの約一・五倍の割合を示している。このように、意識の上でも女性が家庭にウエイトをおいていることが、家事・育児への傾斜を強め、働く女性の負担を高めていることになるようにも思える。現実に、「パート・アルバイトの働き方に関する調査」*［アイデム、2005］では、主婦のパートタイマー・アルバイト選択理由の一位は、「家事や仕事の両立」65.3％で、以下、「自分の都合のよい時間・曜日で働ける」58.3％、「扶養の範囲内で働きたい」43.2％であり、「家の近く」29.9％や「生活費の補助」27.2％なども含め、積極的な仕事志向での選択というよりは、家庭を中心に、その範囲内での選択という印象が強い。そのため就業先の決定理由も「勤務の時間や日が希望に合う」74.6％、「通勤時間が短い」57.8％が上位を占め、その割合も学生や一般（主婦および学生でない人）に比べかなり高く、逆に「自分がやりたい仕事」は一

＊有効回答はパートタイマー・アルバイト二、七二九名　内主婦一、二〇六名）

般に比べて低い。また、『東京女性白書'98（意識・家庭と男女平等）』［東京都、1998］は、共働きの女性の負担感が大きく、仕事上にも家庭でも支障を感じていることを、統計データをもとに示している。その意味で、子育て期にある働く女性が正社員という働き方や働くことそのものから離れていくことが理解できるようにも思える。その一方で、小笠原［1999］は、女性が「結婚や出産のため退職」というのを額面どおりに受け取ることは、女性の心情を正しく受け取ったことにはならない、と述べ、将来の展望が開けなかったときに結婚や出産という転機が来たとも考えられると、安直な結婚・出産原因説の危険性を指摘している。

本章は、それらを踏まえて、女性が働くことそのものへのサポートも含めて、働く女性の家事・育児の負担をどのように軽減でき、そのことによるメンタルヘルスの阻害を減じ、さらに職業的なキャリアの積み重ねをより円滑に継続できるかを、家族や地域社会とのかかわりで見ていく。そこでは、人間活動の基盤にある協力関係であるソーシャルキャピタル*［宮崎、2005］の充実がいかに大切であるかが論じられることになろう。

なお、家事に関し配偶者（夫）の役割は、妻のそれへのサポートなのか、対等な量と質をともなう役割分担なのかという点が論議される必要があるとは思えるが、ここでは、働く主婦を念頭に置いた検討にとどめることにする。

*具体的には、信頼、規範、ネットワークのことであり、そのよしあしは、その社会の経済発展や民主主義のレベルを決める度合いが強いとされている（宮崎［2005］参照）

2　ソーシャル・サポートとメンタリング

　ここでは、働く女性に対するさまざまな形の私的なサポートについて見ていくが、それらは多くの場合ソーシャル・サポートという言葉で呼ばれることが多い。また、それらの中で、とりわけ、働く女性の精神的な well-being に大きな影響を与えるキャリア発達に関する支援をメンタリングという視点で見ていくことにする。

(1) ソーシャル・サポート

　ソーシャル・サポートの研究は、主に、社会学や社会心理学の研究テーマとして研究されてきた［浦、1992］。ソーシャル・サポートに関する研究の多くは、一九七〇年代に始まり［小野、1989］、ひとつの研究領域として認められて約三〇年程度の歴史しか持たない、きわめて今日的なテーマである［小野、1997］が、働く女性のメンタルヘルスを支える物理的・精神的な支援という面では、非常に大きな影響を持つと言えよう。なぜならば、働く女性のメンタルヘルスを阻害する大きな要因のひとつである仕事と家事・育児の葛藤（時間的、精神的な綱引き）の解決のためには、公の制度や行政サービス、企業の制度なども当然必要ではあるが、それと同じくらい、周囲の人々の日常的な、こまごまとした手助けや心遣いが要求され、それによって、働く女性が精神的にも肉体的にも救われることが多いからである。熊本県産業保健推進センター［2001］が二〇〇〇年に実施した働く女性を対象とする質問紙調査によれば、働く女性のＱＯＬにプラスに作用する要素は、「良好な健康習慣」と「企業内や地域家族内の良好なサポートネットワーク」であり、ソーシャル・サポートが well-being に重要な役割を果たすことが示唆された。

① ソーシャル・サポートの定義と機能

ソーシャル・サポートの定義についてはさまざまなものがあり、ハウスとウェルズ［House & Wells, 1977］は「人々が、比較的頻繁に相互作用をしたり、強くて肯定的な感情をもっていたり、とりわけ、援助を必要とした時に、情緒的もしくは道具的な援助をしてくれると思える能力や意思をもっていることによって特徴づけられるひとりもしくはそれ以上の他人と対人関係をもっている時、ソーシャル・サポートをもっているといいうる」としている。

ソーシャル・サポートの研究は、サポートの提供者とそのネットワーク、そのサポートの内容、そして、それらのサポートの効果という三つの領域に分けることができよう［小野、1997］。この章は、特に、最初の二つに焦点を当てていくことになる。

ここで注意しておくべきことは、ソーシャル・サポートが、基本的には、社会的交換関係（social exchange）であり、そうである以上、次の項で見るメンタリングと異なり互恵*的関係が前提で、一方的な支援だけでは成り立ちにくいという点である。

＊厳密に言えば、メンタリングも互恵的であることが少なくない。

日常的なさまざまなサポートに関してよく起こる問題は、「受けた恩（支援）は、自分ができる時に、できる形で社会に（支援を提供した人へとは限らない）還元すればよい」と一方的に支援の受領者が思い、かつ、振舞うことから生じてくる。そのような状態は、支援提供者の対場に立つと、果てしなく一方的に支援を強要されているようにも感じられることにつながりかねず、支援提供者が嫌気がさして、支援提供を次第に回避したり、支援関係だけでなく、普通の人間関係そのものが崩れることも少なくない。それに対して、「人と人との関係はそんなものではない。あなただって、人から助けてもらうことがあるのだから、お互い様でしょ。もっと、長い視野で見て、ゆとりを持って人に接しなくては」という声が聞こえてきそうであるが、近年のように、比較的短時間のバランス・シートの上で人間関係が成り立つ（成り立たざるをえない）都市化された社会の中では、とりわけそのようなことが生じやすいということに、留意しなければならないであろう。

また、支援を受けていることを正しく知覚し、その支援を正当に評価して、感謝の態度を示すことも、人間関係のネットワークを強化し、更なるサポートを引き出す上では、重要だということも念頭におく必要があろう。*

*これは、とりわけ次項のメンターに関連するが、メンターからの支援を引き出すのがうまい人の条件である［Ragings & Cotton, 1991］。

② サポーター

サポーターのネットワークの中でも、よく取上げられるものには、配偶者、上司、同僚、友人、親戚などがある。* 小野［1992］の調査では、それら以外に、仕事や所属企業と関係

*ラッセルら［Russell et al., 1987］はそれらすべてをあげているが、研究によっては特にその一部をネットワークとして取上げているものもある。ヘインズら［Haines et al., 1991］は、前の三者を用いている。

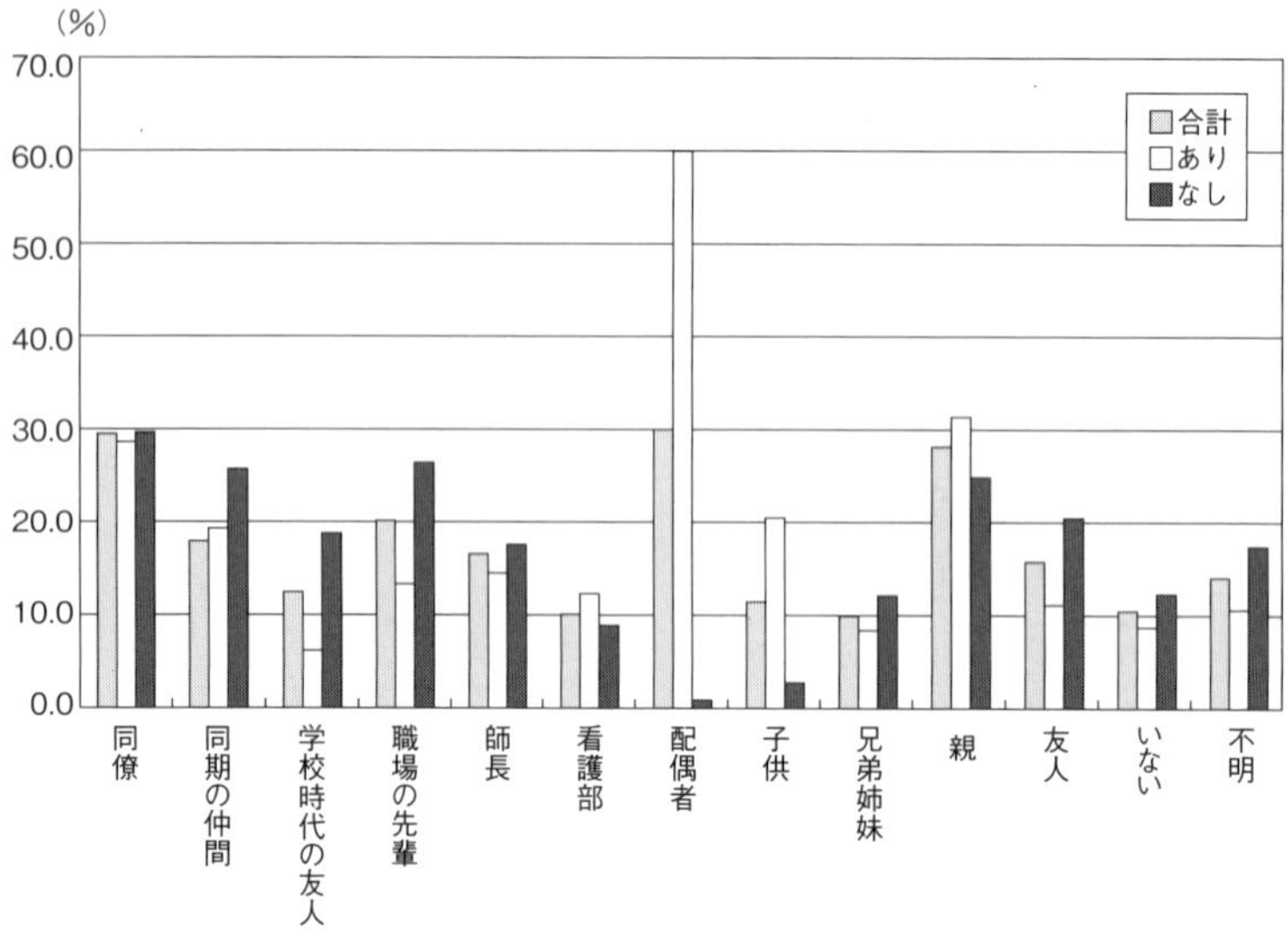

図1　助けてくれる人（配偶者の有無別）（筆者作成）

表1　ソーシャル・サポート機能の分類（[House,1981] を基に筆者作成）

情緒的サポート：	人がある人を自分にとって支持的であると考える時、成立する。共感や愛、信頼、気遣い・心配などと言う言葉に関係する。
道具的サポート：	ある人が助けを必要としている時、直接的な行動で助けること。親切な行動、労力の提供、金銭的援助、時間を割くこと、環境の修正などに関係する。
情報的サポート：	人的・環境的な問題に対処するのに必要な情報の提供。助言、提案、指示、情報などに関係する。
評価的（受容・承認的）サポート：	自己の評価に関係する情報の交換である。肯定的評価、フィード・バック、社会的な比較などに関係する。

のない学生時代の友人・知人、その他の友人・知人、そして、上司や職場の同僚以外の社内の友人・知人も、ネットワークの構成メンバーとして大きな比重を占めている。**図1**は、筆者が二〇〇五年一～二月に看護師を対象に実施した調査（配偶者あり三三五人、なし三四七人、不明四人）の中で、仕事生活や非仕事生活で困ったときに助けてくれる人についての結果を表したものであるが（配偶者の有無別に見てどちらかの回答が10％を超えた項目のみ）、勤め先である病院の関係者以外にも、全体でも配偶者が最も多く、同僚と並んでおり、ついで、親、職場の先輩、同僚、師長と並んで友人となっており、非常に幅広い人々のサポートの上に生活が成り立っていることがわかる。

次に、メンバーが何を提供するかというサポートの内容について見る。ハウス［House, 1981］は、ソーシャル・サポートの内容を、情緒的（emotional）サポート、道具的（instrumental）サポート、情報的（informational）サポート、評価的（appraisal）サポートに分類している。近年は、情緒的機能と道具的機能に二分する研究者も多いようであるが、ここでは、ハウスに沿って考えることにする。**表1**は、それらの具体的内容についての彼の説明である。

情緒的サポートは最も一般的なサポートであり、温かい態度で接したり友情を示す行為である。日常的に、挨拶をしたり仲良く話したり、遊んだり、ということの延長の中で、気分転換させたり愚痴を聞いてもらうことなども入ってくる。家事や仕事の面では、実際に手伝ってくれる道具的サポートや有益な情報提供である情報的サポートも時間的・体力的な面では大変意味のあるものと言える。

筆者のこれまでの実証的研究を振り返ってみると、相手を受容し価値ある者として認める評価的なサポートは、ある面では最も重要なサポートということができる。なぜならば、自己の存在ややってきたことを意味のある（価値のある）ものとして認めてもらえれば、自分自身を肯定的に評価でき自己肯定感が高まり、精神的に安定して生活できるからであり、その結果、幸福感や満足感が高まるだけでなく、周囲との人間関係も良好になるであろうし、仕事への動機づけにもつながり、さらには、キャリア発達への努力を生み出すことができ、仕事場面の中でもそれは有効に機能する。

(2) メンタリング

働く女性のメンタルヘルスを考えるとき、キャリア発達は重要な位置を占める。産業社会という男性中心の社会の長い歴史の中で、女性は、高い職業的能力を必要とされず、それ故、（職業・組織）社会化や訓練から阻害されてきたわけであるが、今日のように、多くの女性が産業社会の前面に進出してきた中で、同じような資格（学歴・基本的能力など）を持つ男性に比べ、キャリア発達機会から阻害され、能力の発揮や伸張を抑制されることは、働く女性にとって、メンタルヘルスを著しく阻害されることになる。

小野［2005］および小野と鎌田［2005］の研究は、キャリア発達が、働く人々の well-being の指標である職務満足感や、全体的生活満足感や自己効力感、生きがい感などに大きな影響を及ぼすことを示している。その研究を通して、私的な人間関係を通して行われるキャリア発達支援であるメンタリングが働く女性のキャリア発達に大きな影響を与えることもわかってきた。

① メンターの定義

メンターという言葉は、ギリシャの詩人ホメロスの『オデュッセイア』の中に出てくるメントール（Mentor）に由来する、とされている［Philips-Jones, 1982］。メンターの研究で引用されることの多いレビンソン［Levinson, 1979］の著作『ライフサイクルの心理学』では、「良き相談相手」という言葉をあてており、他の文献では、教師、挑戦者、役割モデル、支持者、同伴者などという言葉に関連するものとして述べられている。

アンダーソンとシャノン［Anderson & Shannon, 1995］の見解などを中心に、メンターの定義を試みるとすれば、年長の経験や知識、地位とパワーがある人が、それらを持たない若年の人々のキャリア形成を促進するために、個人的に援助するとき、それをメンターと言うことができよう［小野、2003］。一般的な働く人々を対象とした実証研究では、**図2**に見るように、メンターとしては、職場の上司があげられることが多いが、かなり幅広い生活領域の中から選ばれていることがわかる。

そのメンターが、援助を送る相手をプロトジーといい、プロトジーに提供する援助をメンタリングという。両者の関係は、私的な支援関係であり、たとえ職場の上司と部下であっ

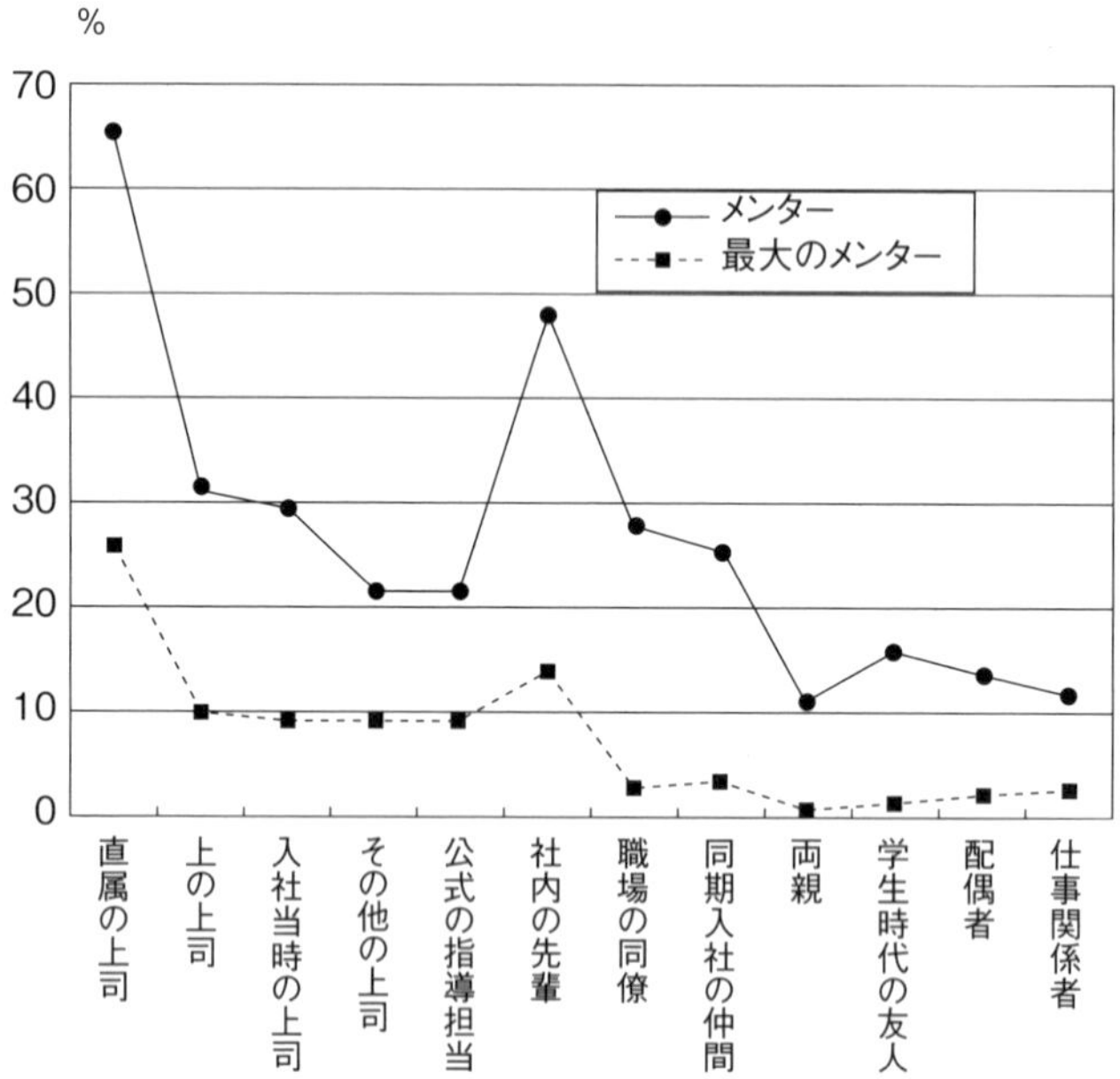

図2　メンターの種類［小野、2003］

ても、自然発生的に形成され、価値観の共有や共感などをベースにしているとされている［小野、2003］。ソーシャル・サポートと違って、表面的には双方向性がきわめて弱い（ピユア・メンターやメンタリング・ネット・ワークの研究では相互性が強調される）ことが特徴になっており、偏債務的関係とみなされることもある。

②　メンターの支援：メンタリング

メンターとプロトジーの間で授受される支援は、第6章でもみるが、有名なクラム［Kram, 1985］の分類（大きくは、キャリア機能と心理社会的機能に分けられ、その下に各々五と四のサブ機能がある）もあるが、小野［2003］のわが国における研究では、キャリア・アップや職業上の有利な状況作りにより積極的に関わる〝引き〟や情報・機会の提供を行うキャリア機能、日常的な上司―部下関係の中でＯＪＴなどを中心に行われる指導・助言、訓練、評価とそのフィードバックに関する管理者的行動機能、居心地のよい空間の共有や精神的な安定・支持、慰めなどを提供する情緒的機能、相手を一人前の職業人として認め、その仕事を評価する受容・承認機能の四つに分類されることが多い。

なお、役割モデルやキャリア・モデルも重要な役割を演じる［小野、2002］が、通常は、管理者的行動機能の中に含まれることが多く［小野、2005］、キャリア発達に関する私的な人間関係の中での上司の重要さを示している。とりわけ、母親がキャリア・モデルになるケースにおいては、どのように家庭と仕事を両立させるか、どのような姿勢で仕事に対

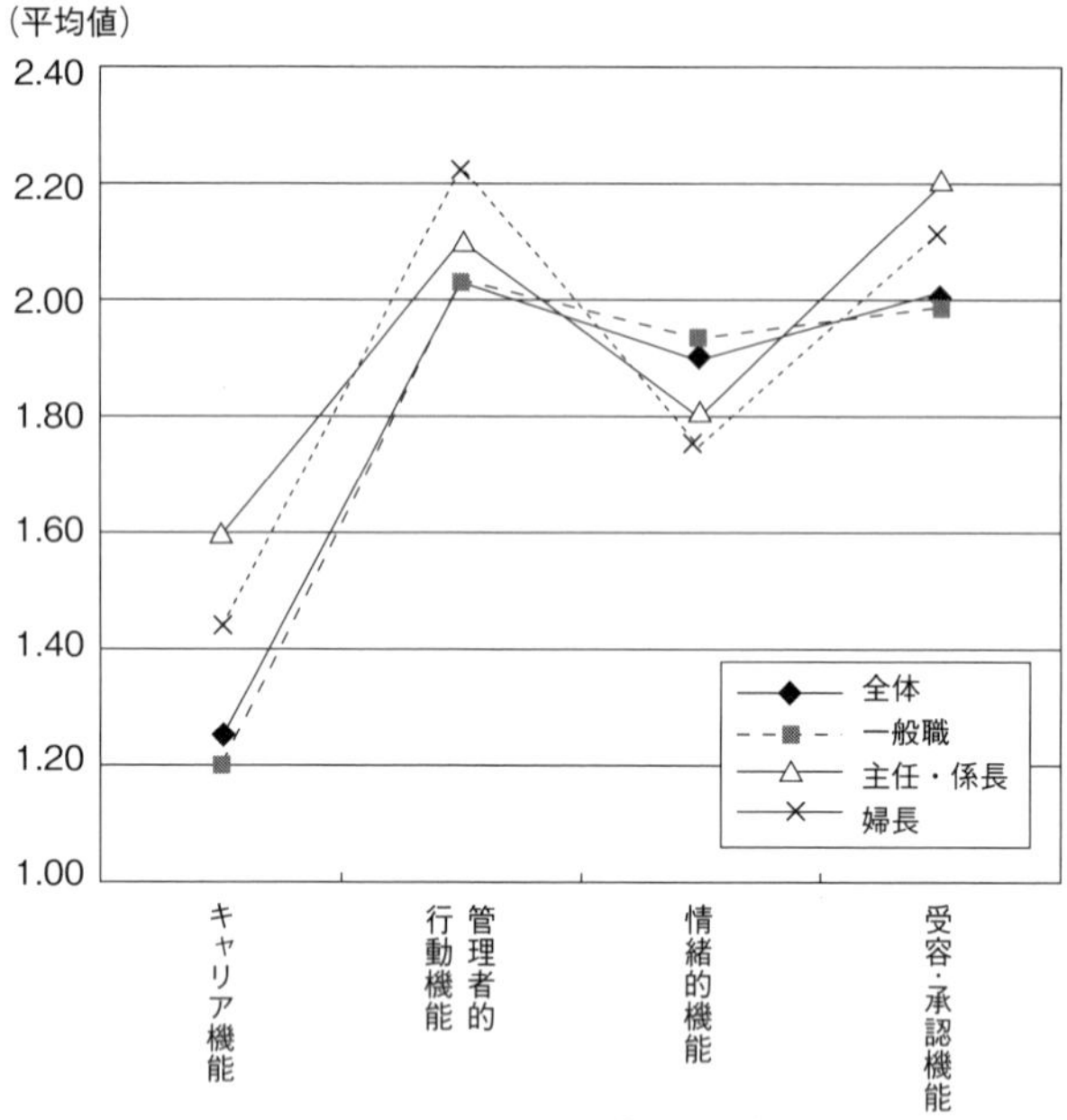

図3－1　地位別　メンタリングの受領（作成筆者）

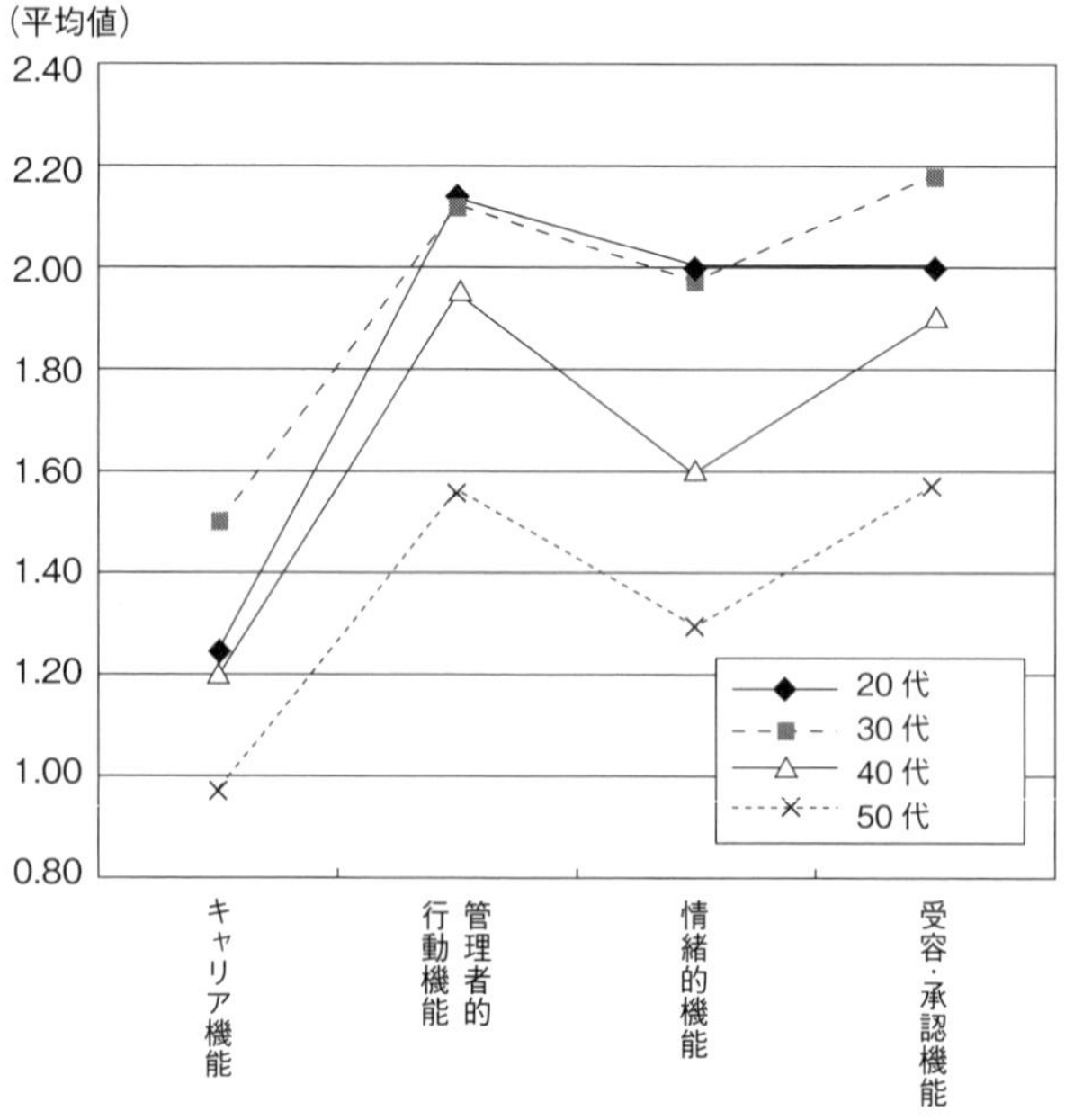

図3－2　年齢別　メンタリングの受領（作成筆者）

峙するかなどを子どもに、日常的に見せているわけであり、その影響は非常に大きい（小野、面接調査から）。また、夫や親の育児への協力をメンタリングと認知する人もおり、それがキャリア発達に役立ったとの回答を面接調査で得ることも少なくない。

これら四機能に関して、看護師の調査で、その受領頻度を示したものが、**図3**であるが、年齢や地位によって受けたものに差異があることがわかる。また、もっともキャリア発達に影響を与えたものを見ると、看護師に関する二〇〇五年の調査では、モデリングに関するものや、直接的な知識・技術の習得に関する項目があげられることが多いが、管理職では、キャリア機能や受容・承認機能に関する項目があげられることが多くなっている。キャリア発達への関係を重回帰分析で見ると、決定係数は高くないものの、受容・承認機能がもっとも強い有意な影響力を持ち、次いで情緒的機能が負の影響を持っているという結果が得られている。そのような意味で、直接的に教え導くだけでなく、相手を認め、尊重することの意味は大きい。

3　配偶者や家族の協力

鈴木［1998］は、働く女性の三重苦の二番目に「仕事と家庭の二重役割を遂行する責任の重さから生じる苦しみ」をあげ、すべて仕事と家庭にとられて「私はいったい何なのだ」という苦しみがあると述べている。さらに、自分の時間が取れないとの声は多く、二〇〇三年に実施された調査を基にした『ライフデザイン白書2004–2005』［加藤、2003］は、未就学児童のいる共稼ぎ世帯の妻の時間的ゆとり感と精神的ゆとり感の低さを強く示している（**表2**）。また、母親の子育て心理状態（精神的疲労感）に最も影響を与える要因は「趣味など自分の時間を持つ余裕がない」であるとする調査研究もある［兵庫県ヒューマンケア研究機構、2003］。時間的ゆとりのなさを指摘するこのような指摘は、まさにアイデンティティの危機そのもののように思え、メンタルヘルス上、仕事と家庭のバランスをとることは、非常に大きな問題と言わざるをえない。日本労働研究機構［2003］の育児休業制度に関する調査によれば、働く女性の仕事と家庭の両立のためには、「適度に手抜きをすること」と並んで、「家族の協力や励まし」があげられている。ここでは、育児を含めた家庭役割の軽減をめぐるさまざまなサポートについて見ていくことにする。

平山［2002］の大学生を持つ母親（末子の平均は一六・七歳）の研究は、家族内ケアに対する感じを因子分析し、第一因子を「家族内ケアへの否定感」とし、「母親であるために自分の行動がかなり制限された」、「子育てのために自分の若さが失われてしまったようで寂しい」、「子育てのために自分のやりたいことが出来なかった」などの項目がその上位にあがっており、いかに子育てを中心とした家事が母親にとって負担が大きいことを示している。また、この調査は、夫婦の相互の情緒的ケアが対等に近づくほど子育ての否定感情が減じることを示しており、情緒的なケア（を受け取っていると相手に認知させるか）の大切さが良く理解できる。

表２　経済的、時間的、精神的ゆとり（世帯区分別）[加藤、2003]

（単位：%）

	夫			妻		
	経済的ゆとり	時間的ゆとり	精神的ゆとり	経済的ゆとり	時間的ゆとり	精神的ゆとり
共働世帯	62.2	53.3	71.1	70.0	45.0	60.0
半共働世帯	40.7	66.1	72.9	53.4	56.2	67.1
片働世帯	48.7	56.6	77.6	67.0	61.7	72.3

注）経済的ゆとり＝好きなことをしたり、欲しいものを買うゆとり
　時間的ゆとり＝仕事や家事、学業など以外に、好きなことをしたり、休むゆとり
　精神的ゆとり＝生活をしているときの精神的なゆとり
　表中の数値は、「かなりゆとりがある」または「ある程度ゆとりがある」と答えた割合である

表３　配偶者の有無別　生活の中で感じる最大の困難　%（筆者作成）

	1.家事時間	3.同僚との関係	家族交流時間	6.子供の病気	知識等の不足	8.上司との関係	9.家族との関係	10.余暇時間
合計	8.3	3.6	9.6	1.9	8.0	3.6	2.3	16.0
配偶者あり	13.7	2.4	15.2	3.9	5.4	3.9	3.6	10.5
配偶者なし	2.9	4.9	4.0	—	10.7	3.5	0.9	21.3
不明	25.0	—	25.0	—	—	—	25.0	25.0

	11.研修参加	12.子供の勉学	16.心身の健康	18.能力の伸び	19.その他	20.ない	不明
合計	3.4	1.9	9.0	6.3	3.4	2.5	10.5
配偶者あり	4.2	3.6	6.3	6.3	2.4	1.8	9.0
配偶者なし	2.6	0.3	11.8	6.3	4.3	3.2	12.1
不明	—	—	—	—	—	—	—

先にあげた小野の二〇〇五年の看護師に関する調査で、配偶者のいる看護師にとっての仕事生活を含む生活全体の中で遭遇する困難に関して、最も困っていることとしてあげられたもののうち、その割合が高いものを抜き出してみると、**表3**のようになる。全体では余暇時間が取れないことが最も多いが、配偶者のある人では、家事や家族との時間が取れないことのほうがそれよりも多く、子供の病気や勉強・進学などにも困難を覚えている人が多い。配偶者のいない人（必ずしも結婚経験のない人とは限らない）は余暇時間が取れないことが20％を超え、ついで、看護知識や技術の不足、心身の健康などが10％を超えており、家族関係は、自分の能力が伸びないことや同僚との関係の後に初めて登場する。このように、既婚者にとって、家族や家事は、生活の中で非常に大きな比重を占めていることが分かる。そのため、既婚の働く女性は仕事の上だけではなく、仕事と家庭の綱引きや家庭の問題によって、ストレスにさらされる危険が高いと言えよう。家族からの要求や家庭—役割葛藤、家族への不満足などは、家族—仕事コンフリクトと結びつき［Frone, 2002］、働く女性のメンタルヘルスに否定的な影響を及ぼすものと考えられる。

とりわけ、「時間のなさ」は、鈴木の指摘したように、すべて仕事と家庭にとられて「私はいったい何なのだ」という苦しみが、非常に生じやすいことを示している。

自分の時間がないという問題は、夜勤のある看護師の独自の問題とも考えられるが、逆に、家事には、夜勤明けとその次の休日を組み合わせれば、通常の交代制や夜勤のない勤務よりも、時間をうまく使えるという意見もあり、あながち夜勤のある看護師だから特徴的に出てきた結果とは言い切れない。

時間のなさについては、第3章2(3)（53頁）「二重役割によるストレス」で見た調査結果［松本ほか、1998］でも、有職女子は、休息が殆どとれない・時々不足する、時々疲れが残る、平日に自由に使える時間は二時間以下などが多く、仕事と休養の時間的バランスの調整が必要と結論づけられている。

このような時間のなさは、肉体的な疲労だけではなく、精神的な疲労や消耗感、などさまざまなストレイン（ストレスの結果である反応）に結びつくので、働く女性にとって重要な課題であると言え、それをサポートすることの重要さは、指摘してもし過ぎることはないであろう。特にこのような時間のなさが家事から生じる以上、家事労働のある部分をどのように家族の中で解消するか、そして、地域や社会が代替できるかが、検討される必要がある。小野［1993］の職務満足感に関する研究は、仕事生活の中で生じた感情は非仕事生活の感情に影響を与え、その逆もありうるという流出モデル（spillover model）[*]が働く人々には一般的に妥当するということを見出したが、負の職務満足感であるストレスにもそれは当てはまるわけであり、働く女性のメンタルヘルスを論ずるとき避けては通れないものとして、家族や家事の問題を論じなければならないであろう。

(1) 配偶者

鈴木［2005］は、三〇代男性の長時間労働を例にあげ、多くの父親は「育児に参加しな

＊spillover は厳密には〝溢出し〟と訳する方が適当である。

い」のではなく「参加できない」状況に置かれていると述べている。厚生労働省［2003］の「子育て支援等に関する調査」の、未就学児童を持つ父母を対象に調査した結果を見ると、父親では、理想は「仕事と家事育児を同等」51.6％、「どちらかといえば家事育児が優先」15.9％であるのに対し、現実は「仕事と家事育児を同等」25.9％、「どちらかといえば家事育児が優先」7.3％に過ぎず、仕事が優先する割合は約三分の二に達している。また、子どもが生まれて労働時間を減らしたいと思った父親は29.0％であるが、現実に減らせたのは6.5％にとどまっている。

このような男性の「子育てに関わる時間のない」現状に関連して、二〇〇四年一二月、政府は少子化社会対策会議を開き、同年六月に策定された「少子化社会対策大綱」で定めた施策の具体策で、すべての企業が育児休業制度を導入し、長時間労働者を一割削減するなどの目標値を盛り込み、子どもを生み、育てることに喜びを感じる社会を目指す［産経新聞ホームページ、2004］としたとされている。しかし、本当に一割の削減で事足りるのであろうか。長時間労働の一割削減という政府の方針は望ましい指針であるが、現実に横行している統計数字に労働時間として現れない男性のサービス残業の禁止や、男性の年間総労働時間三千時間を超える層*に対する規制の強化が、女性にのみ家事・育児を押し付ける社会風土の改善とそれを通した働く女性のメンタルヘルスの向上のためには、より重要である。三〇〇時間は、本当の意味での休息時間の確保で終わってしまうように思える。「平成一三年　社会生活基本調査」によれば、夫の家事時間は二五～三四歳で一時間〇

＊労働政策研究・研修機構［2005］の調査によれば、男性の週六〇時間以上労働者は増加しつつあり、二〇〇三年の『労働力調査』では16.9％に達し、同機構の二〇〇四年のサンプリング調査では、月間二四〇時間以上の層が18.8％いる（無回答を除けば20.2％）に達する。

二分、三五〜四四歳で四九分、四五〜五四歳で三〇分、それに対して妻は、各六時間五一分、五時間四九分、五時間〇八分となっており、両者の差はきわめて大きく女性の負担の大きさを如実に示していることが理解できる。この差異が、性別役割分業観によるものだけでなく、就労時間の差異から生じたものであるとすれば(その可能性を捨てきれないが)、働く女性にとって、男性の長時間労働は、鈴木［1998］が指摘する新・性別役割分業「男性は仕事だけ、女の人は仕事と家庭」の傾向を助長していることになる。

山村［2005］は、男性の性別役割分業観や家事活動への意識面では変化が見られるが、実際の行動面がともなっておらず、家事・育児のほとんどは母親が行っているのが現状だと指摘している。東京都王子労政事務所［1999］は平成一〇年に保育所に子どもを預けている夫婦を対象に調査を実施したが、そこで、男女別に子育てで困っている点を見ると一位は男女とも「経済的余裕がないこと」(男41.2%、女47.8%)であまり大きな差異はなく二位以下も大きな差異は見られない。しかし「配偶者の協力が得られない」(男2.0%、女18.3%)のみで、大きな差が生じ、夫のサポートの欠落を如実に示している。また、社会保障・人口問題研究所が二〇〇三年に実施した「全国家庭動向調査」でも、妻がフルタイムで働いている世帯では、夫が家事を「まったくしない」が二割、「一割以下」が三割弱で合わせてほぼ五割に達し、一歳未満の子どものいる世帯での育児も同様であり、夫の育児への参加率が妻の仕事継続に影響するとしている［朝日新聞、2006］。そのような家事・育児への夫の参加率が低い原因を、三〇歳代の妻の夫の25%が午後一〇時以降の帰宅になるなど、夫が仕事に縛られている（その傾向は前回調査よりもましている）ことに求めており、妻はそれをあきらめているとしている［朝日新聞、2006］。

その一方で、配偶者の態度は変わるという事例もある。小笠原［1999］の働く女性に関するヒアリング調査は、「遅くとも子どもが生まれたら専業主婦になってほしい」と希望していた夫が、妻が働き続けることに理解を示し始め、応援してくれたり、他の家族との間に立って妻が働き続けるのをサポートした例を示している。どちらの夫も、彼らの職場に多くの女性が働いており、有能な女性の管理者がいるのを見てそのような態度に変ったのかもしれないと小笠原はしている。

また、小笠原［1999］の調査は、「妻の残業デー」を設け、その日は、夫が残業をしないで帰り、家事・育児を行い、妻は、その残業時間にしかできない社内の情報交換や飲みに行って意思の疎通に当てることを通して、仕事をしやすくし、夫には、子育ての大変さを味わってもらい、妻への理解を深めさせるというケースを紹介している。

山村［2005］は、一歳半から四歳二ヶ月までの母親一六名を対象に質問紙および半構成的面接法での調査を行っているが、父親が子育てに参加する程度と父親の育児参加満足度は、高い相関があり、それは母親の生活満足感に結びつくことを示している。また、夫の情緒的サポートが育児不安を減じ、間接的に母親の生活満足感を上昇させる可能性を見出している。

その一方で、この研究は、妻が必ずしも夫の家事サポートを望んでいないことを示し、その理由を、母親が満足できる水準にならないのならば自分がしたほうがスムーズにでき、ストレスが少ないためとしている。* そこには、サポートの提供者と受領者の認知のギャップの問題が潜んでおり、そのギャップが、それぞれのストレスをさらに高める可能性も秘めているように思える。相手やその行為をいかに肯定的に受け入れることができるかというパーソナリティも、この種のメンタルヘルスと大きく関わっていると言うことができよう。

小坂と柏木［2005］の三歳と四歳の園児を持つフルタイムで働く女性六一七名を対象にした研究では、夫やその親が「（母親が）働くこと」に対して肯定的ならば育児の喜びや充実感を感じやすいことがわかった。逆に反対のときは、〈良い育児（をしなければならないこと）への重圧〉が大きくなることが示されている。

【事例1】

東京都下の地方自治体に勤める三〇代前半の女性は、六歳と三歳の子どもがいる。夫は出版社勤めで、自分の母（ずっと働いていてやめた）は日本海側に住み、夫の両親（父は七〇歳代でまだ働いており、母は専業主婦）は健在で比較的近くに住んでいる。

最初は、八時登園の保育園の送りは夫がやる約束だったが、実際には、出勤ぎりぎりまで起きないため送り迎えも自分ひとりでやっている。用意した朝ごはんさえ食べ

＊このような女性の反応を、筆者も日常生活の中で見聞きすることが少なくない。

ないで行くことがあり、そのことも腹が立つ。雨の日は子どもがカッパを着るのに時間がかかるなど、仕事のほうで遅刻が多い。

職場と自宅が近いので昼休みは三〇分ほど家に帰り、家事をする。子どもがいると子どもにかまってしまい、家事ができないので、夕方は買い物を済ませ、夕ご飯を作ってから子どもを迎えにいく（申請すれば余分なお金を払って、一九時まで保育してもらえる）。五時過ぎには退庁しなければならず残業ができない。このような勤務態度は評価には影響しないが、一〇数名の同期のうち女性が半数くらいで、やめた女性三名くらいを除けば、主任でないのは自分だけになった。

このような状況で、家事はほとんど自分でやる。家事と育児の負担は当人にすべてかかってくる。夫は、普段は帰りが遅く、たまに休みで家にいても家事や育児をやる気がない。子どもの相手が自分だけで、休む場所がない。自分の時間がない。そのため、子どもが寝てからパソコンを開くこともあるが、気力が……。自分だけでは、育児は無理だと思うことがある。

子どもが保育園入園の際、一週間の慣らし保育があった。夫も自分も仕事を休めないので、遠くから自分の母親に来てもらった。夫の母は「わたしにも用事がある」といって助けてくれなかった。子どもが小さい時は風邪をひいたときなどに二、三度面倒をみてもらったが、基本的に、「子どもの世話は全て母親がするべき」という。夫の両親は「（夫の頑張りがあればこそ）あなたがやっていられる」というような評価で、それがストレスになっている。また、夫は「感謝はするが協力はしない」という態度である。

働きやすさは、やっぱり夫の協力だと思う。

（小野の二〇〇五年のヒアリング調査から）

事例1は、典型的にすべてを抱え込まざるをえない、働く女性の状況が、実に良く表れている。このケースの場合、子育ての支援は、次の章で見る公的な施設・施策や半公的なシステムに委ねているのが実情のように思えるし、その一方で、職場がそのような働き方に寛容であることによることが多いように思われる。逆に、身近な人々からのサポートは、ネガティブなソーシャル・サポートの例となっており、血縁と婚姻による縁から生じる人間関係の差異が鮮明で、人間関係形成の難しさを感じさせるものである。国眼［1999］は、妻や母親役割というケア役割は大切であると認めても、ケアを評価してくれる他者と周囲の強力なサポートがなければ持続できない、としているが、まさにこのケースは、負の評価のケースであり、働く女性のメンタルヘルスを著しく阻害しているとしてよいであろう。兵庫県ヒューマンケア研究機構　家庭問題研究所［2003］の調査では、有職の母親の場合「夫が育児は母親の仕事と思っている」と感じている場合には、「子供否定感」が中位を上回り、「精神的疲労感」や「子育て不安感」もそう思わない層よりも高いことが示されており、夫が、できるかできないかは別として自分のこととして育児を考えることが、働く女性のメンタルヘルスに関しては、非常に重要であることを示している。

前述の厚生労働省［2003］の「子育て支援等に関する調査」でも、父親が「仕事を優先する」ことを希望する家庭では、母親が「配偶者と意見が合わない」「仕事や自分の時間が取れない」という不安や悩みを抱える割合が高いことを示しており、働く女性のメンタルヘルスを健康なレベルに維持するためには、配偶者が子育てへの志向を高めることがきわめて大切であることがわかる。


【事例2】

三〇歳代の私立病院の看護師（主任）は、次のように語ってくれた。

去年までいた病棟は、深夜勤・準夜勤が多く、家では主人が「御飯を作ってくれない。」とすごく不満そうで、ちょうどその頃、指導に全力をあげていた新卒者が成長して、手があいたこともあり、ほっとして体調を崩した。とにかく寝られなくなって、ちょっと寝ないといけないと薬を飲んだりすると「今日はゴミの日だから投げないと（ゴミ置き場に出さないと）いけない」と思って、でも疲れて投げないで寝ると、起きるとゴミがないとか。おかしいな、自分でも疲れちゃっているのかなということがあった。患者さんの排泄物のお世話などがすごく嫌になって吐きそうになったり、だんだんと食事を作るのもどうでもよくなってしまった。辞めて、休んで、また戻りたいと思って、退職を申し出た。

でも、実際には辞められなくて、看護部長との話合いの中で、本当はもらえない休みを三週間もらい、体調を整えて訪問看護に行った。二ヶ月ほどして、主人と話し合い、午後七時半以降は、食事は自分ですますと了解を取り付けて、病棟の主任になった。病棟に復帰した時、排泄物の世話が、昔のように抵抗なく出来て、安心した。

（小野［2000］より転載）

この事例2は、看護師という仕事から見ると典型的なバーンアウトの症状と言えなくもない。バーンアウトは、当人のメンタルヘルスを著しく阻害した状態であるが、達成感を減じ、職業生活への動機づけを失わせ、他者との暖かい人間的な対応を損ない、周囲との人間関係を悪化させるなど、その人のその後の職業生活展開の面から見ても、非常に大きな就労継続やキャリア形成の阻害要因となる。また、そのような人を生んでしまった組織にとっても、職場の雰囲気の悪化やそれによる全体的な活力の低下、作業負担の偏り、労働災害の発生、対顧客サービスの悪化などの面から、非常に困難な状況をもたらすことが予想される。それゆえ、その事にいかに対応するかが、本人だけでなく、組織にとっても、上司にとっても重要な課題になる。

事例2は、比較的組織や上司の対応がうまく行き、職業生活上の危機は克服できており、「主人と話し合い、午後七時半以降は、食事は自分ですます」との了解に達したとのことであるが、面接中の感触では、配偶者の家事への対応は、いまだ十分改善されたようには思えなかった。バーンアウトのきっかけも、配偶者の家事への不満の表出であったことを見れば、更なる協力体制形成への努力が必要のように思える［小野、2000］。

【事例3】

中国・四国地域の地域中核病院で師長を勤める女性（既婚　四〇歳代）は、家事や彼女の仕事に対する夫のスタンスを次のように語っている。

夫もメンターのひとりです。影でのメンターです。結婚した時から「僕の価値、君の価値が、つまり人生は、二人が同じ方向を向いているわけではない。僕には僕の、君には君の人生があるのだから、君が思うんだったら自分の好きなようにやってよい」といっている。来年四ヶ月、研修に出るのもオーケー。子どもが小さいとき、育児にも協力的で、保育園の送り迎えや、夜勤のときのおむつ換えや食事をさせる、お風呂に入れる、寝かせることもやってくれた。一度もやめろといったことがない。プログラマーである（最近は別）が、会社で育児のために早く帰る（夫の）第一号だったと後で聞きました。

（小野の二〇〇五年のヒアリング調査から）

事例3は、配偶者の協力がうまく行って、本人のキャリア発達を促進している例である。このように、配偶者（夫）が働く女性を一個の独立した対等な人格として認め、家事や育児を応分に負担することが働く女性のキャリア発達を促進することになる。

(2) 親・義理の親

働く女性の家事・育児面のサポートに関して、とりわけ子育てに関しては、親の存在が大きい。親に関しては、自分の親、配偶者の親（義理の親）という区分や、同居と別居（近くに住んでいる場合、遠くに住んでいる場合）などさまざまなケースがある。また、日常的に関わる場合もあれば、緊急時に支援を受けている場合もあるが、きわめて多くの人が親の支援を受けている。『平成一五年　女性労働白書』の記述を見ると「就業構造基本調査（平成一四年）」によれば、親と同居世帯割合と女性の有業率はまさに正の相関関係を見せており、女性労働協会の「育児・介護を行う労働者の生活と就業の実態等に関する調査」[2000]も小学校入学前の子どもの急な病気への対応に関して「親・兄弟姉妹などの親族」が三世代家庭（86.0％）でも核家族（72.2％）でも最も多く、次いで、核家族では「配偶者と分担して休む」三世代家庭では「自分が休む」、が50％を超えている。このように、親・義理の親を含む親族の支援は大きな役割を果たしているが、山村[2005]の育児支援に関する研究では、用事、気分転換、病気、悩みなどの事項別に支援者をあげており、夫や実の父母、義理の父母、きょうだいなどがその主な支援者となっているものの、悩みなどでは、支援者としての義理の親の割合が非常に小さく、逆にストレッサーになっている可能性をうかがわせる部分もある。また、前述の小坂と柏木[2005]の三歳と四歳の園児を持つフルタイムで働く女性の研究では、自分の親と同居や近居の場合は、夫の親と同居や近居の場合に比べて育児に対する否定的態度が低いことがわかった。彼らは、働きながらの子育ては、親と同居あるいは近居の場合、道具的サポートとして親が機能することが指摘されるが、子育てに関する態度や感情の側面としては、同居や別居という際よりも、どちらの親と距離が近いかが関連することが示されたとしている。

福井県内で働く男女三、九九〇名に対するメンタルヘルスに関する調査[中上ほか、2002]では、女性の半数は車で三〇分以内に実家があり（そのうち三割は一五分以内）、三〇歳代の女性は実家と頻繁な行き来をし、実家に子どもを預けていると考えられる。そのような対象者の抑うつ状態を自己評定尺度（ツングSDS）で測定すると「問題なし」は女性で三割に過ぎず、女性のほうが男性より、そして、一般職のほうが管理職より抑うつ感が強かった。* 同報告書は、労働者の抑うつ感が強いのは、他県と同様であるが、それにもかかわらず、福井の労働者たちは、ちゃんと眠り、きちんと食事をし、装って出勤するなど、心身の健康の基盤を守っている、と評価し、その理由を、職住接近による時間の余裕や、身近にある実家や地域によって支えられ、女性は子育てと家事の支援や話し相手が得られ、精神的危機が回避されてきたためであろうとしている。

前述の日本労働研究機構［2003］の調査の自由記入で見たように、子育てで困るのは、日常的に預かってもらうだけでなく、病気や急な残業時の保育園からの引取りなどであり、そのときだけでも助けてもらえるとありがたいのである。

*働く女性のほうが、男性より、SDSで抑うつが高いという例は、福島県でも報告されている（福島県産業保健促進センター「平成十三年度産業保健調査研究」）。

このような支援は、働く女性のキャリア発達や勤務の継続を大いに助ける一方で、そのことが、もしくは当てにしたいのに応じてくれないことが、ストレスをもたらし、メンタルヘルスを阻害する場合も少なくない。

【事例4】

面接日の数ヶ月前まで中堅の製薬会社の課長をしていた主婦（東京　四〇歳代　配偶者　子ども一人）は、三六歳で出産し、産休と四月の保育園入学までの間育児休業をとって復帰したが、以下のように述べている。

保育園には、朝はコア・タイムなしのフレックス・タイム制の会社に勤める主人が送り、帰りは、自分が一八時に迎えに行くが、一七時一五分の退社時間の後、毎日走っていかなければならなかった。そのため、時間の無駄遣いができず、他の人がのんびりやっているのに、自分は一定の成果をあげるために集中しなければならず、ストレスがたまった。

子どもが一歳六ヶ月で肺炎になり入院したときは、母や叔母、友人を総動員してやりくりをした。そのときは、母も叔母も仕事を持っており、母の家からは一時間くらいかかった。子どもが朝、熱があったりすると主人と「どちらが休む」で話し合いをしたが、それが続くと会社での立場上まずいので困った。横浜に勤めている叔母は、子どもが成人してひとり暮らしだったので、私の子どもを可愛いがってくれ、何があっても会社を休んで泊まってくれたこともある。

また、近所に友人夫妻がいて、半自営業で奥さんは家にいる人だったので、保育園に預けることができず、自分たちも会社を休めないようなときは、預けることができた。最初から一日五〇〇〇円と決めておき、気心が知れているので安心して預けることができた。

夫の親は、遠くなので頼めなかった。

小学校に入ってからは学童クラブに入れたが、帰ってから親が帰るまでは一人で留守番ということが多く、夕方心細くて家に入れないで家の外で泣いていたら、見知らぬおばさんが鍵を開けて一階から三階まで点検して、「安心していいよ」といってくれたので子どもが家に入れたということがあった。「おばさんが」というのでてっきり叔母さんだと思ったら、まったく見ず知らずの人だということで、ちょっとショックを受けた、というようなこともあり、その一件以来母が仕事をやめて月曜から金曜までは泊まってくれている。その状態が四年間（今子どもは、小学校四年生）続いている。今主人は、毎日夜戻るのが一一時ごろであるが、私自身は、子どもが小学校に入ったら楽になった。母（子どもにとっては祖母）がいてくれてラッキーだと思うが、自分でも頼りすぎかもしれないとも思っている。

安心して預けられる認可施設があればよかったと思う。たとえば登録制で近所で預けられるとか、保育園を仲介にして、預けるほうからも見えるようなものです。

（小野の二〇〇五年のヒアリング調査から）

事例4は、比較的うまくサポート・ネットワークを築き、職業上のキャリアも、かなり曲折を経たにせよ（こちらのほうがお話としては面白いのだが、本筋とは関係ないので省略した）、うまく形成していった例と言うことができる。また、サポートの面からも、現在は、自分の母親に支援を十分受けて、仕事以外のこともできる状態になっており、その面で、非常に恵まれたケースと言える。

フローン［Frone, 2002］は、家庭での高いソーシャル・サポートが、より低いレベルの家族—仕事コンフリクトに結びつくとし、ソーシャル・サポートが否定的なメンタルヘルスに結びつくコンフリクトを減じることと関係することを強調している。

4　地域社会や職場の他の人々と代替サービス

かつてわが国では隣近所の関係が密であり、ちょっとした用事で親がいないときは子どもを預かってもらうことなどは日常的にあった。それはお互い様であり、困ったときは助け合うのが〝情〟の世界では、正義であったはずだからである。しかし、そのような関係は、都市化の進んだ今日の社会の中では、見出しにくくなっている。

前述の中上ら［2002］の報告書が指摘するように、職住接近による時間の余裕や、身近にある実家や地域によって心身の健康の基盤が支えられ、精神的危機が回避されてきたと思われるが、このような個人の絆によって行われていたものを、今後は地域、社会、職場が重複して、広く安定した支援を果たすべきであろう。

そこでは、事例4で見たような友人関係も大切である。比較的ドライに、金銭的な関係にしておくほうが、〝情〟に絡んだ貸し借り関係よりも有効に機能するように思える。なぜならば、預けるほうはそれによって手に入る利得が大きいからである。このことは、「なぜ、自分は仕事を休まないで子供を預けるのか」ということを考えてみれば、すぐわかる。有給休暇を超えて休暇をとりすぎることから生じる賃金の減額を防ぐだけでなく、仕事仲間に迷惑をかけないなどの職場での社会的な安全確保、ボーナスなどの査定部分でのマイナス防止、雇用の確保における危険の回避、キャリア形成の円滑な継続など、その結果としての長期勤続から得られるものは、さまざまな社会保険や年金なども含め非常に大きなものがある。おそらく、一日の給料を超える額を払っても当然な〝利〟がそこにはある。そうであるのならば、お金を払うのは当然であるし、預かったほうも、無償の行為であるという意識を持たなくてすむ分だけ、ある種の責任感が生ずるとともに心理的な負担感が減ることになるものと思われる。

そのような、一方的に（金銭の授受の有無は別として）預けるという関係ではなく、週のうち二ないし三日間は他人の子を預かり自分の子どもと一緒に面倒を見、残りの日は、自分の子を預けて働くなどワーク・（タイム・）シェアリングなどもありうる形かもしれない。また、共稼ぎの家族同士が、夕方、交互に面倒を見合うことで、互いの残業などをしやすくする関係作りも有効な手段になろう。そこでは、互いに、その切実性は主観的なものであることを理解すれば、一対一の対等な貸し借りよりは、もう少し融通の利くものとなるであろう。第5章でも見るように、そのようなネット作りのためのきっかけ作りや場所（空間）の提供、そして、円滑な運用のコーディネートをサポートすることが、NPOなどの活動領域になる可能性もあるであろう。

(1) 職場の人々

職場の人が、育児や家事が大変な働く女性の助けになるのはかなりの部分限られており、育児休業での休みやすさや短時間勤務にいやな顔をしないなどの雰囲気作りや、PTAや子どもの病気、地域の祭り・行事などのための欠勤などに、上司が配慮することぐらいである。かつて、筆者がヒアリング調査をした中国地方の工業団地では、人材確保のために、男女を問わずPTAや地域の祭り・行事などへの参加をしやすくするために、それらを理由とする欠勤や早退に対して寛大に対応し、それが人員の確保に役立っているという会社もあった。

それよりも、働く女性に対する職場の人々の支援は、女性が十分に力を発揮できる環境作りや仕事の与え方をすることであるように思える。これは、「会社の制度がどのようなものであるか」というのではなく、「誰が上司か」で決まってくる部分も多く、キャリア発達に役立つという側面も大きな意味のあることであるが、楽しく仕事ができ、(多少同年代の男性と比べ処遇上は低く抑えられていても) 仕事生活が充実することで働き甲斐を持って仕事ができ、その面で、メンタルヘルスが高まり、長期的に見れば勤続を長期化させるのに役立つという意味で、とても大事であるように思える。フィクションと取るかノン・フィクションと取るかは別として、谷崎［1996］の『中国てなもんや商社』に続く一連の随筆集はこの良い例にあたると思われる。また、雇用機会均等法から数年を経た時代に、原ひろ子の指導のもとで筆者らが行った中小企業の女性管理者に関する調査［中小企業研究センター、1992］では、昇進理由として仕事をしていく上で精神的な支えになった上司をあげる人が多く、そのまとめでは、中小企業では上司が部下の非仕事生活にも気配りができ、そのことが上司や会社への帰属感・忠誠心を高めていると述べている。

キャリア発達や子育てに関連した職場でのソーシャル・サポートについては事例5のような例がある［小野、2002］。職場の上司が、部下の置かれている状況を理解し、子どもと一緒にいる時間を提供できるような研修機会を勧めたり、それ以外にも、家庭との軋轢の中で迷っている(吹っ切れていない) 部下に、仕事生活を離れた家庭生活も視野に入れてさまざまな助言を与えるなど、私的な関係を通して、キャリア発達を助けるケースにヒアリングで出会うことも少なくない。ソーシャル・サポートやそれがキャリア発達に有効に機能したときのメンタリングは、働く女性のメンタルヘルスにも重要な役割を演じていることがわかるし、多くの場合非仕事生活への配慮が機能していることも忘れてはならない。

【事例5】

三〇歳代の首都圏私立病院の婦長は次のように語ってくれた。

主任をしている時、直属の病棟婦長が総婦長になり、「清瀬の研修学校へ行ってみない。あなたは人に教えたり指導が巧いから、基礎からやると説得力が高まる。一年間ゆっくり子どもと触れあうのもいいよ。お金がなければ貸してあげる。」とまで言われた。自分ももう一度勉強したいと思っていた頃でもあり、上の子が小学校一年で夏休みを一緒に過ごせると思い、休職して行った。

（小野［2002］より転載）

事例5では、将来のキャリア展開に助言を与え、そのための知識・技術の修得のための機会や情報を提供し、金銭的なサポート（道具的サポート）を提供する姿勢を見せているだけでなく、プロトジーの置かれている状況を理解して子供との交流時間の確保まで配慮している、まさにメンターが多様なサポートを提供しながら、結果として、プロトジーのキャリア発達を促進させていることを示す良い例である。

(2) 地域社会

網野［2005］は、子どもの成長過程におけるさまざまな人のかかわりを、「社会的親」という言葉を用いて論じ、子育て支援におけるネットワークの重要性を説いている。彼は、単なる親と子の家族関係を単層的育児とし、それ以外に身内・親族・地域の大人たちが加わった関係を複層的な育児としており、後者が本来自然なものであるのに近年の都市化・核家族化は前者の性格を強めていき、その中でも母親の比重を高めていったとしている。そのことが、子どもの生活、育ち、発達、適応にどのような影響を及ぼしていったか想像できるであろう。また、母親の子育ての不安定さや孤立感を促進させ、一方で、仕事と子育てが両立しにくい状況をもたらしたとしている。

前述の兵庫県ヒューマンケア研究機構家庭問題研究所の調査［2003］によれば、地域での子育て態度に関し、妻の態度だけを抜き出してみると、肯定度が高いのは、「子育てに関する共通の話題を持てる仲間がほしい」、「子育ての大変さを、地域の人に理解してほしい」、「地域で子育てを支えあいたい」、「子育てに必要ならば、地域の活動に積極的に参加しても良い」などで、共同の必要性に関する項目が多く、子育てを私的な行為ととらえる項目へは否定的であった。

特に、90％以上の妻が、顔見知りの人のほうが顔見知りでない人よりも安心して子どもを預けられるとしており、近所の顔見知りの人への期待は大きい。**図5**は、近所の顔見

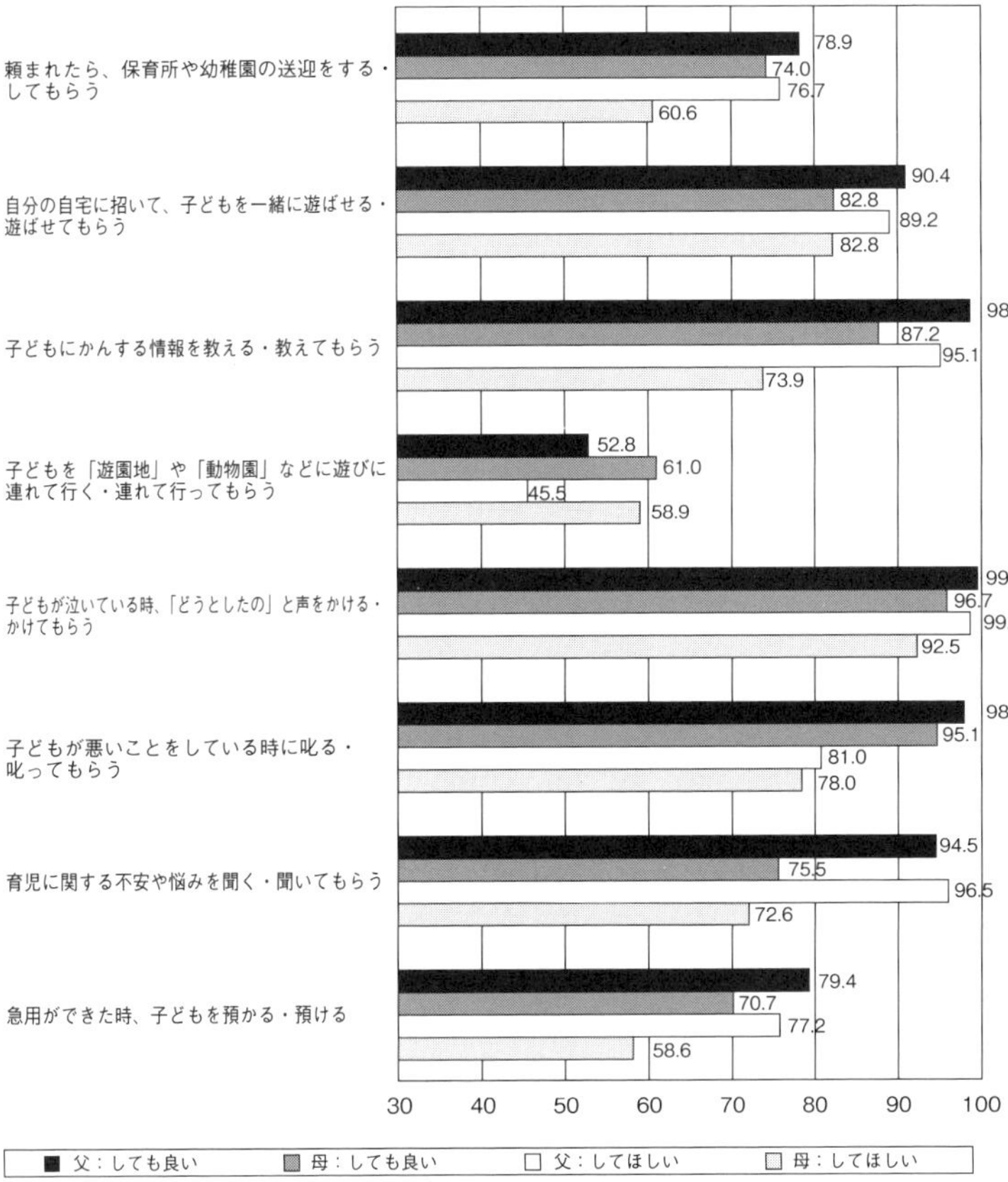

図5　近所の顔見知りの人に対して、しても良い・して欲しいとする割合
［兵庫県ヒューマンケア研究機構　家庭問題研究所、1992］

知りの人への期待であるが、「幼稚園や保育園への送迎」や「急用時に預かってほしい」というような、子どもに関する比較的手間のかかる道具的なサポートよりも、「子どもに関する情報を教えてもらいたい」、「育児の不安や悩みを聞いてもらいたい」など母親への情緒的なサポートや、「子どもが泣いているとき声をかける」、「悪いとき叱ってもらう」など子どもへの気遣い的なかかわりを求めていることがわかる。

ただ、自由記入では「両隣の方が、病気になったら見ていてくれる」、「私が仕事で子どもが一人で留守番しているときも差し障りのないように見ていてくれたりと、核家族で仕事を持っている私にとってほんとうにありがたい。ここに越してきてよかったと心から感謝している」、「子育ては二四時間なので、ちょっとでも預かってもらえたら嬉しい時がある。美容院、自分の趣味の時間など。私の場合、すすんで預かってくれる人がたくさんいるので助かる。下の子の病気の時に上の子を預かってくれた時にはとてもありがたかった」など、道具的なサポートへの感謝が多いのも事実である。

その一方で、よその子を預かれない理由の一位は、「事故が生じたら困るから」で70％を超え、「自分の子どもで手がいっぱい」44.7％、「時間がない」31.5％を大きく引き離しており、事故に対する不安解消の仕組みづくりが必要となっている。とりわけそれが、単に申し訳ないという自責の念を通り越して損害賠償的な訴訟につながる危険をはらんでいれば、当然の危惧である。その面でも、自治体やＮＰＯなどが側面支援をする半ばオーソライズされた子育てサークル的な仕組みづくりは意味があろう。

新谷［2005］は、五年間の地域の青少年問題協議会の地区委員会の活動に関わり、地域での情報の共有や新しい活動の立ち上げに参画した経験を基に、次のように述べている。

親と子の「関係発達」の出発点では、今までの大人社会での能率を優先した生活スタイルと子育ての非能率性とのギャップを埋めることはとても難しいことであろう。そのようなギャップで悩む時に、青少協や地区委員会の行事で親同士が交流しあう様子や他の大人たちが子どもたちの面倒を見る様子に出会うこと、また行事を手伝う側に立つ機会は、地域に見守る目があるという安心感を持ち、子育てに行き詰ったり追い込まれたりする気分から開放され、子育てにゆとりを持つことの大事さを考えるきっかけとなるであろう。

地域には子育てや介護などについて常に温かい交流の場があり、助けあうことができる成熟した地域組織が必要である。青少協や地区委員会は、そのような場のひとつを提供する。そして次世代を育成するための子育て支援のひとつの組織としてさらに可能性を探り、それを具体化する役割が求められているのである。

ここで示唆されるのは、従来言われてきた子育て支援のＮＰＯやボランティアが、ともすれば常態的にそれにかかわることを前提にしているのに対し、やれる時にやれる形で参加し、さまざまなかたちで直接的・間接的に子育て期の働く女性や家族をサポートすることのできる仕組み（例えば年に一度のどんと焼きの準備や、会場で一参加者としての他の参加者との会話などを通したふれあい）を作ることの大切さである。前述の二〇〇三年の厚生労働省［2003］の「子育て支援等に関する調査研究*」によれば、母親が、地域における子育て支援として保育サービス以外のサービスへの期待としてあげているもの（三つまで選択）（図6）は、「子どもを遊ばせる場や機会の提供」61.1％、「親のリフレッシュの場や機会の提供」45.7％、「親の不安や悩みの相談」31.5％の順であり、新谷が事例としてあげたどんと焼きの機会などはまさにこれに該当するものであり、地域による子育て支援のあり方として、それらの親や子どもなどを巻き込んだ伝統行事の開催などを見直してよいものと思われる。

地域社会が、そのメンバーにさまざまな援助を行い、その地域社会の維持に大きな貢献をしていることは、多くの人々が認めるところであり、青少年の非行などに関しても地域の目や地域の人々による青少年の育成などが事あるごとに指摘されている。とりわけ二〇〇四年一〇月の中越地震の際には、中越地区の地域社会（町内会や自治会などの組織）の存在が、被災地の復興や地震後のさまざまなダメージを最小限に食い止めているとの指摘がなされている一方で、それをもってすら、かつての町内会の存在に対する警戒感のようなものが存在するとの意見もある*。

伝統的な地域自治会や町内会の持つ、ある面で私生活への他者の介入を是認する生活丸抱え的な相互依存と相互扶助（それは長期のバランスシートの上に立ったものであり短期

＊未就学児童を持つ母親・父親各二、〇〇〇名を対象にしている。

＊二〇〇五年一一月二六日　亜細亜大学「街づくり未来塾」講演会での参加者の発言。

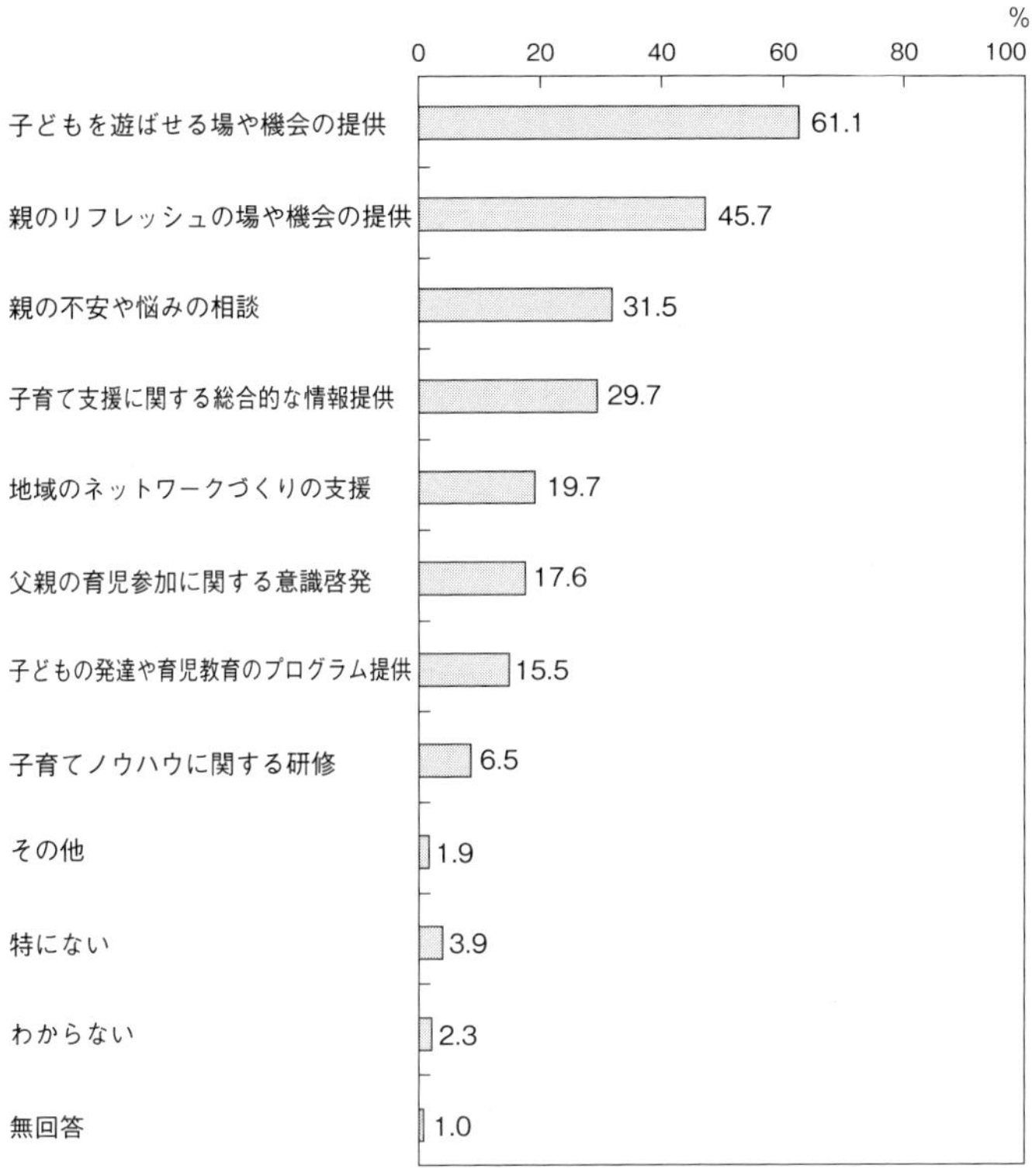

図6　保育サービス以外へのサービス期待：母親（複数回答：三つまで　n=1，765）
［厚生労働省、2003］

的な貸借の清算ができないという意味でも負担感が大きくなる可能性を持つ）という伝統的地域社会の性格に対する忌避感が存在する中で、新しい形での地域社会のあり方が問われている。そのような新しいコミュニティ作りに関しては、必要な人が必要なことについてのみ関わりを求めてある組織に関わってくるという面が強調され、子育て期にある母親が相互に悩みを話すサークルやそれに相談・助言というような援助ができる人々が参加するサークルができたり、特定領域のボランティアのみに参加を希望する人々によるボランティア団体（例えば、特定の老人介護施設での支援のみを行うサークル）ができたりしている。それに対して、行政は、その種の組織に小さな会場やわずかな資金を提供し活動にはほとんど介入しないケースが多い。それらを含め、より積極的に各種のＮＰＯ法人などが立ち上げられ、子育てや高齢者の介護、その他の福祉的な領域で活躍している。また、次章で見るように、特に働く母親の悩みの種である子どもの病気への対応のための支援を行うＮＰＯ法人の活動も生まれており、具体的な例は、次章で見ることにするが、働く女性にとっては心強い活動と言えよう。

(3) 代替サービス

日経ベンチャー［2001］は、子どもを産んでも働き続ける母親の増加にともない、子供を対象にした育児、教育の代行と、買い物、料理、清掃などの家事の代行に関するサービスという二つの領域で、働く女性の代行サービスが増加すると指摘している。前者に関して、今後は、保育園の増加や学童保育への対応だけでなく、小学生の長期休暇への対応や勉強の手伝いもできるシッターへの需要が増し、また、後者に関しては、料理の宅配などはすでにインターネットなどを通して盛んになってきたが、気軽に利用できる体制が整えば、清掃などの需要は拡大するであろうとし、家事代行は、信頼も重要な要素だが、コストとサービス内容のバランスも問われる、としている。

その一方で、前者の育児・教育代行サービス市場の拡大余地は大きいが、サービスの受け手が子どもなので、親の信頼をどう獲得するかが最大のカギであるとし、前述のように、保護者に見える形のサービスの質の保障が、不可欠であることを指摘している。

首都圏にある交通の便の良い駅前にある保育園（家庭保育室指定園）では、さまざまなお稽古コースを設け、託児時間内に系列の幼稚園でのプールや教室へ園児を通わせ、その送り迎えを園が行う（費用は別途必要）というような、サービスも行っている。* これは、幼稚園の後にお稽古にも通う同年代の子どもに比べ、さまざまな面で遅れが出るのではないかという親の心配を軽減でき、またさまざまなお稽古事のために塾やスクールへの送り迎えを親がしなくても良いので、時間的な制約からも解放されるという面では、大きな効果がある。

このように、買い物、料理、清掃などの家事の多くの部分が、高齢者介護や子育てを含めて、アウトソーシングできる状況が、わが国でも大きく展開しつつある。それらの日常的な家事だけでなく、お墓の清掃や墓参りなどの非日常的家事の代行も可能になっている。

＊越谷市家庭保育室指定園ポコ・ア・ポコ　飯田玲子様　電話インタビュー（2006. 3. 8.）

このような、家事のアウトソーシングは、働く女性の家事労働からの解放を促進し、生理的な疲労の蓄積を減じるとともに、家族との交流、とりわけ子どもとのゆとりある接触や、自分自身のための時間の確保などに大きく貢献する。そのことは、働く女性のメンタルヘルスを維持・向上するために大きく貢献するとともに、子どもとの関係で生じるストレスも減じることを意味し、家族関係の向上ももたらすであろう。

また、そのようなアウトソーシングの進展は、それらの家事・育児代行（代替）事業で働く女性の仕事の領域を拡大するという側面も持つ。とりわけ、主たる担い手が女性である老人介護に関するアウトソーシング事業の展開は、単に高齢化社会が進んでいるというだけでなく、介護保険が大きな役割を果たしており、将来的な可能性を秘めた事業として多くの職種と労働市場の拡大をもたらし、働く女性の活躍の場を拡げているとして良い。ただし、そのような女性の多い職場＝女性の職業ということで、労働の質や必要な資格、精神的な負担に比して不当に安い賃金設定という現象が起きていないか、という点にも目を向ける必要があろう。

同時に、このような家事の代行的なサービスの利用は、費用の面での問題は大きく、所得格差がゆとりやキャリア発達の進展の格差につながる可能性は捨てきれない。とりわけ、子育て・保育に関しては、公的なサービスを越えた部分での費用の問題は大きい。また、事例4で述べられていたように、実際にそこで提供されるサービスの質を親が常時モニターできないことからくる不安も大きい。その不安をあおるようなニュース（保育所や託児所での預かった子どもの虐待や殺害、塾の講師による児童の殺害など）が、頻繁に登場するのも事実であり、その意味で、前項で見たように、気心の知れた人に見てもらえるという私的なサポートのネットワークの重要さは、厳然として残り続けるであろう。

5 まとめ

ここでは、この章のまとめと、若干の補足をしておく。

（1） ソーシャル・サポートの重要性

働く女性のメンタルヘルスを維持するためには、家事を中心にしたさまざまなサポートが必要であることを強調してきた。そのようなソーシャル・サポートを考える上では、サポートの内容とネットワークについて見ていく必要がある。

ソーシャル・サポートの内容に関しては、家事・育児を実際に行うという物理的・道具的なサポートも、働く女性の疲労を減じ時間的ゆとりを与えるという意味で必要であるが、それと同時に、情緒的サポートや評価（受容・承認）的サポートももっと必要であることが、多くの研究によって示唆されている。愚痴を聞いたり相談相手になるなど、身近な人のそれはきわめて有効であり、そのようなネットがあることの安心感がメンタルヘルスを高めることにもつながると言えよう。また、主として配偶者による、妻（の家事負担）に対する評価やそれに対する敬意を行動や目に見える態度で示すことも不可欠と言えよう。そのためには、性別役割分業観に囚われないことが大前提であるが、働く女性の側でも家事は平等になされるべきであることを信念として持つこともまた必要である。つまり、家事の平等性を夫婦の両方が認知することが不可欠である。

ソーシャル・サポートのネットワークに関しては、一番には家族があげられるが、本章でも見たように実の親との関係と配偶者の親との関係は微妙に異なり、後者はストレッサーにもなる。これは、生活歴をともにした期間の長さやパーソナリティの形成時の価値観の刷り込みがもたらす共通項の確立に起因するものがあり、共感性の問題とも言えるが、関係作りには多大な配慮が必要になる。

また、それ以外には、多くの人が同年代の子どもがいる人同士や近所の顔見知りの中での子育て支援をあげている。そのような人間関係を構築すること、とりわけ多くのよそ者が集まって構成され過度の干渉を嫌う〝コミュニティ〟などと言われる近代化された都市の地域社会の中で、近隣の住民のネットワークを組立てることや、一方では、少子化と過疎化の中で、地域に濃密な人間関係はあるものの同年代の子どもが歩いていける範囲にはいないような地方においてそれを築くことは、個人のレベルでは、かなりの努力を要する作業のように思える。そこに行政やＮＰＯなどがいかに関わるかということが、今後の課題と言えよう。

働く人々が生活するうえで多くの人のサポートに支えられているのは事実であるが、そのような支援を受け止める力や余裕がないと、最終的には孤立感を深めていくことになる。そのような力や余裕は、疲労が激しいとき、著しく減じられることになるので、肉体的な疲労を避ける家事のサポートや自分自身のための時間を持てるような時間的ゆとりを作り出すことが最大の鍵となろう。そこでは、男女ともに労働時間や労働負荷の軽減が課題となる。当然のことながら、家事の減少分を仕事に当てるなどというのは論外である。

(2) 多重役割と生きがい感

今まで見てきたように、働く女性のメンタルヘルスを損なうものとしては、仕事―家庭のコンフリクト、とりわけ家事と仕事の二重役割の問題が大きなものとして論じられることが多い。それ以外に、働く女性も家族の一員である以上、そこから生じる心配事もまた、ストレッサーとなる。その一方で、家族の一員であることやメンバーとして行動することが、生活の中で人間関係や活動に幅を持たせたり、視野を広げたり、子の成長に直接的な喜びを感じたりしてメンタルヘルスの向上にも役立つということも忘れてはならない。

北海道産業保健推進センター［1997］の調査によれば、家族の心配事はストレス心身反応を高め、生きがい意識にとってマイナスとなり、親戚との交際や町内会への参加は生きがいへのプラス、ストレスへの孤立的対処行動が少ないときも生きがいへのプラスになる、という結果を示している。

このように、多様な活動への参加を通して多くの人と交流することは、ストレスを減じ、

well–being の重要な指標と思われる生きがい感の高揚に寄与するという側面からも、検討される必要がある。その意味では、地域社会との関係作りを、働く女性だけでなく家族全体の問題として問い直す必要があろう。

（小野公一）

引用・参考文献

アイデム　2005　『パートタイマー白書　平成17年版』

網野武博　2005　「社会的親による子育て支援の意義　—共助の理念の再生に向けて—」『Labor Research Library』第5号　7-10 p.

Anderson, E. M., & Shannon, A. L. 1995 Toward a conceptualization of mentoring, In T. Kerry and A. S. Mayes (Eds.), *Issues in Mentoring*. The Open University.

朝日新聞　2006　「家事しない夫　あきらめる妻」『朝日新聞』六月一〇日　朝刊

Frone, M. R. 2002 Work–familyu balance. In J. M. Quick & L. E. Terrick (Eds.), *Handbook of occupational health psychology*. APA, Chap.7.

福島県産業保健促進センター労働者健康福祉機構のホームページ　平成十三年度産業保健調査研究「働く人々のメンタルヘルス対策に関する調査」（http : //www1.biz.biglobe.ne.jp/~sampo07/H 13.tyousa.htm）2006.01.10

Haines, V. A., Haurlbert, J. S. & Zimmer, C. 1991 Occupatioual stress, social support, and the buffer hypothesis, *Work and Occupations*, 18, 215–235 p.

平山順子　2002　「中年期夫婦の情緒的関係：妻から見た情緒的ケアの夫婦間対称性」『家族心理学

研究』第16巻第2号　81–94 p.
北海道産業保健推進センター　1997　産業保健調査報告「平成9年度調査研究報告⑵職場のストレス心身反応と対処行動」（北海道産業保健推進センター）http : //www 1.biz.biglobe.ne.jp/~sapo 01/page 03–11.html.
House, J. S. 1981 *Stress and social support*. Addison–Wesley.
House, J. S. & Wells, J. A. 1977 Occupational stress and health, In A. McLeah (Ed.), *Reducing occupational stress proceedings of a conference 1977*, U.S. Department of Health, Education, and Welfare and National Institute for Occupational Safety and Health. Chap.1.
兵庫県ヒューマンケア研究機構　家庭問題研究所　2003　『地域における子育て支援についての調査研究報告書』
加藤　寛（監修）2003　『ライフデザイン白書 2004–2005』第一生命経済研究所
厚生労働省　2003　ホームページ「子育て支援等に関する調査研究（報告書概要版）」（http : //www.mhlw.go.jp/houdou/2003/05/h 0502–1 b.html）2006.1.16.
小坂千秋・柏木惠子　2005　「育児期フルタイム就労女性の育児への態度・感情」『発達研究』第19号　81–96 p.
Kram, K. E., 1985 *Mentoring at work*, Scott, Foresman and Company.
熊本産業保健推進センター　2001　『女性労働者のストレス対処能力の向上と支援システムの構築に関する調査研究』
国眼真理子　1999　「女性の職業的アイデンティティの発達」岡本祐子（編）『女性の生涯発達とアイデンティティ』北大路書房
Levinson, D. J. 1979 *The seasons of a man's life*. Knopf.（南　博（訳）1992　『ライフサイクルの心理学（上）』講談社）
松本兼文・宇佐見隆廣・土屋博之・岡本親整・木村一元・加藤則子・篠原良一　「平成10年度産業保

健調査研究　有職女子の生活実態とその健康度に関する研究——専業主婦との対比成績から——」：労働者健康福祉機構　産業保健調査研究課題一覧（平成5年度～16年度）（http://www.tochigisanpo.jp/report/paper/h 10.htm）

宮崎　徹　2005「社会的経済の可能性」『Labor Research Library』全労済協会　第6号　17-20 p.

中上光雄・梅澤有美子・日下幸則・長沢澄雄・間所重樹「福井県内で働く人のメンタルヘルスに関する調査　平成14年度」労働者健康福祉機構　産業保健調査研究課題一覧（平成5年度～16年度）（http://www 1.biz.biglobe.ne.jp/~sanpo 18/mental.htm）2006.12.06.

日本労働研究機構　2003『育児休業制度に関する調査研究報告書』日本労働研究機構

日経ベンチャー　2001「ワーキングマザー向け代行サービス」『日経ベンチャー』　2月号

小笠原祐子　1999「女性の昇進とキャリア形成」『働き続ける女性たち』東京女性財団

小野公一　1989「働く女性の人間関係」　馬場房子編著　『働く女性のメンタルヘルス』　同朋舎

小野公一　1992「職務満足感と生活満足感の媒介変数についての実証的研究」　亜細亜大学　『経営論集』第27巻第3号　23–50 p.

小野公一　1993『職務満足感と生活満足感』白桃書房

小野公一　1997『"ひと"の視点から見た人事管理』白桃書房

小野公一　2000「看護職のキャリア発達とメンターシップ5」『看護展望』第25巻第9号　58–61 p.

小野公一　2002「看護職のキャリア発達に及ぼすメンターの影響」亜細亜大学『経営論集』第37巻第1・2号合併号　47–74 p.

小野公一　2003『キャリア発達におけるメンターの役割』白桃書房

小野公一　2005「キャリア発達がもたらす生きがい感に関する研究」亜細亜大学『経営論集』第41巻第1号　3–25 p.

小野公一・鎌田晶子　2005「メンタリングが看護師のキャリア発達や満足感に与える影響」『産業・組織心理学会第21回大会発表論文集』143–146 p.

Philips–Jones, L. 1982 *Mentor and protégés*. Arbor house.

Ragins, B. R. & Cotton, J. L. 1991 Easier said then done, *Academy of Management Journal*, 34, 939–541.

労働政策研究・研修機構　2005　『日本の長時間労働・不払い労働時間の実態と実証分析』労働政策研究報告書No. 22

Russell, J. E. & Adams, D. M. 1997 The changing nature of mentoring in organizations, *Journal of Vocational Behavior*, 51. 1–14 p.

産経新聞ホームページ　2004　一二月二五日

新谷和代　2005　「地域による子育て支援活動に参加して」『帝京大学　心理学紀要』第９号　37–51 p.

鈴木淳子　1998　馬場房子ら「最近の環境変化と働く女性の行動」『応用心理学研究』24号　41–64 p.

鈴木佐喜子　2005　「今の子育てに大切なこと」『Labor Research Library』第５号　3-6 p.

谷崎　光　1996　『中国てなもんや商社』文芸春秋

東京都　1998　『東京女性白書'98（意識・家庭と男女平等）』

東京都王子労政事務所　1999　『育児・子育てと就労に関する意識・実態調査』

中小企業研究センター　1992　『中小企業における女性管理者等の登用の実態と問題点』中小企業研究センター。

浦　光博　1992　『支えあう人と人　ソーシャル・サポートの社会心理学』サイエンス社

山村　文　2005　「幼児を持つ母親の生活満足度とソーシャル・サポートの関連性について」『帝京大学　心理学紀要』第９号　73–92 p.

第5章　公的な支援

1　はじめに

働く女性のメンタルヘルスを阻害するものには、すでに見たように、仕事と家庭の二重役割によってもたらされる物理的、生理的、精神的な過重役割と、仕事の場における差別的な処遇がある。それらが結果として職業的キャリア発達を阻害したり、一人の〝ひと〟として精神的に豊かに生活するのを阻害していると言える。それらを緩和・克服するためには、個別の企業の努力や家庭での役割の分担の修正だけでなく、法律の制定や経済的側面も含めた公的なもしくは社会的なさまざまな支援の制度・仕組み、そして意識変革の試みも必要になる。この章では、働く女性に対する公的なさまざまな支援の制度・仕組みの現状について見ていくことにする（**図1**）。

公的なさまざまな支援の制度・仕組みは、国が行うものと地方自治体が行うもの、そして、法の整備とその運用によるものに分けることができる。法制の面では、男女共同参画社会基本法のように非常に幅広い視点で男女平等社会の実現を見ようとするものから、雇用機会均等法のように働く女性の権利を主として企業活動の中で制度的に守るもの、育児・介護休業法のように女性のみならず男性も含めた働く人々が家庭生活とのバランスをとりながら働きやすい環境整備を目指すものなどがある。

また、企業がそれらを積極的に推進していくことを顕彰する制度を通して、女性が働き

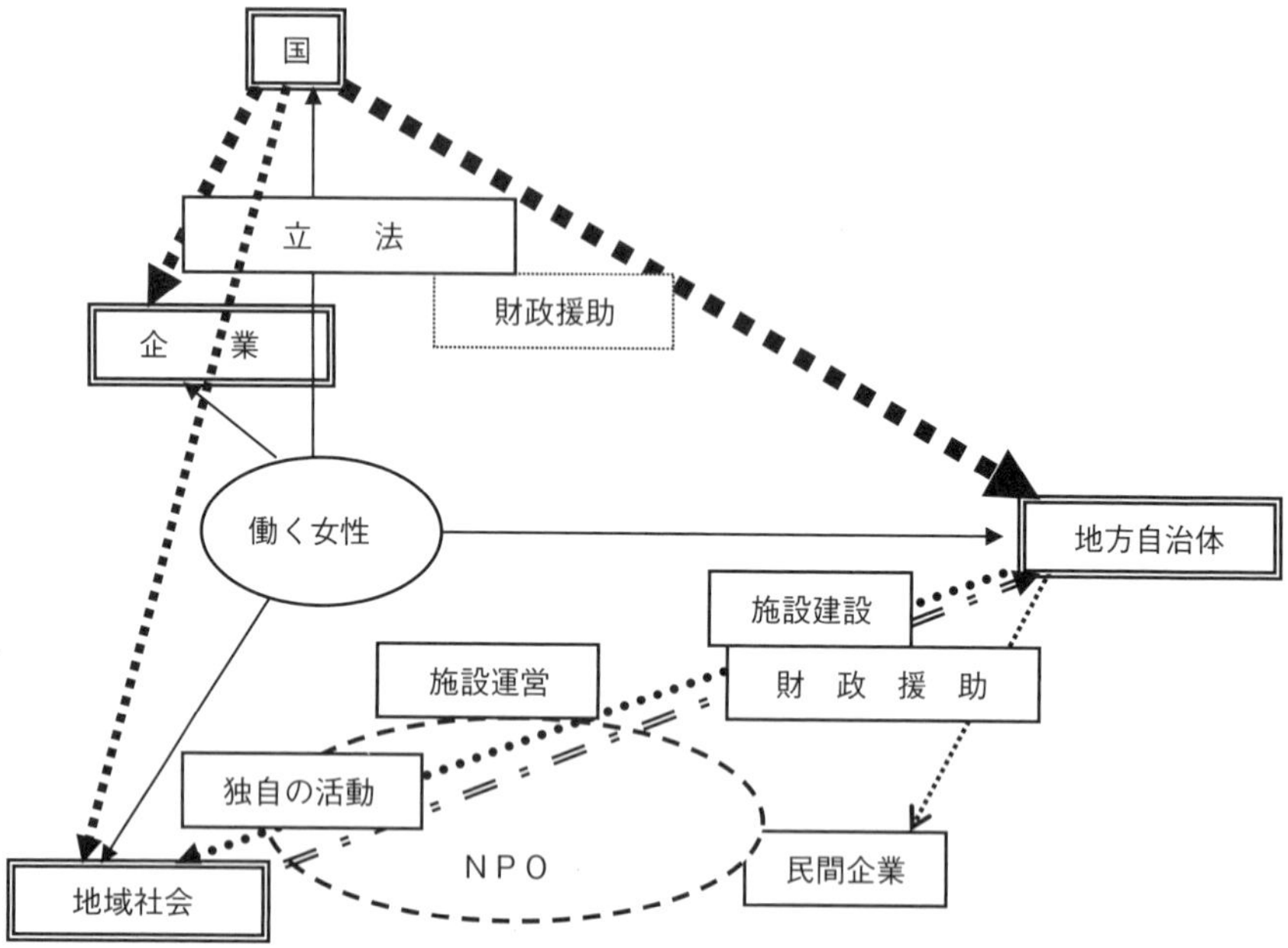

図１　働く女性を取り巻く支援とその担い手（筆者作成）

やすい環境作りの促進に企業を動機づける試みも、国は行っている。

その一方で、地方の自治体は、単に施設を建設・運営するだけでなく、国の方針や施策を受けて、さまざまな補完的な制度を作り、また、独自の施策や運用場面で、工夫を凝らしている。さらに、そのような公的なものとは別に、地域社会の中では、子育ての支援の一環の中で、子育ての負担や不安の低減を通して働く女性の働きやすさを促進していくような、NPOなどの活動もある。

鈴木［2005］は、「今日の社会では親の力だけでは子育ての責任を十分に果たすことができなくなっている。子供の権利条約の第一八条（略）が国の社会的援助は親が養育責任を果たすために不可欠のものであると見なしているように（略）国による社会的な子育て支援が必要なのである」としているが、後でも見るように、日本の人口の自然減が始まった今、出産・育児に対する単なる支援ではなく、出産・育児の〝公《おおやけ》〟化が、より一層重視される必要があろう。その意味で、この章では、女性に与えられがちな家事・育児役割の負担軽減による仕事とのバランスの維持に重点を置くことになる。これは、前述のように、家事と仕事のバランス維持の努力や二重役割がもたらす心身の疲労が、働く女性のメンタルヘルスに大きな影響を与えているためでもあり、家事・育児の負担軽減が働く女性のキャリア形成に大きく貢献し、働く女性が自己の成長のための機会や時間を得ることを可能にすると考えられるからでもある。

なお、働く女性と家事の関係を取り上げるとき、少子化の流れの中で、法律も含めて、どうしても子育てに関心がむきがちであり、本書もそのような視点の記述が圧倒的に多くなっているが、第3章で若干触れたように、老親の介護の問題も、現実には避けて通れない大きな課題であることは言うまでもない。

2 国の施策

(1) 法制度の充実

① 基幹的な法律

働く女性の仕事ストレスを高めているものに、仕事の場における労働条件や仕事の与え方の差別も含めた男女の差別的な処遇やそれによる職業的なキャリア発達の遅れ、性別役割分業観から派生する家事・育児などの家庭役割の強調による役割過重からもたらされる生理的・精神的疲労や、時間的にも、体力的にも仕事に集中できないことから生じるキャリア発達の挫折などがあることは、繰り返し述べてきたとおりである。わが国では、憲法第二四条に男女平等がうたわれ、労働基準法第四条でも男女同一賃金をうたい、性による差別を禁じている。しかし、それらが制定されて約六〇年を経ようとしているにもかかわらず、家事をめぐる役割の一方的付与や仕事場面での〝女性〟に対するステレオタイプの横行という大きな制約下で、既婚の女性が働き続けているというのが現実である。そこでは、仕事を通しての自己の成長とか仕事の中での能力の発揮などという面で、働く女性のメンタルヘルスが著しく阻害されていることは否めない。また、それは、そのような既婚の女性を見て働く未婚の女性の職業観を著しくゆがめることにも繋がっているとしてよいであろう。

男女雇用機会均等法の要点

一九八五年制定時の「福祉の増進」から、一九九七年改正［施行一九九九年］による「均等確保のための法」へ

募集・採用、配置・昇進、教育訓練の差別禁止

妊娠・出産に関する保護強化

ポジティブ・アクションの導入

セクシャル・ハラスメント防止の配慮義務

違反企業名の公表

課題：間接差別の取り扱い

このような状況の打破のために、一方では、雇用機会均等法や育児・介護休業法のよう

な直接的な、企業活動への介入がはかられる一方で、より規範的な意味で、一九九九年に男性と女性が対等の立場で活動し、責任を分かち合う社会を実現するために国の責務などを定めた男女共同参画社会基本法が施行された（『平成一七年度少子化社会白書』）。一九九七年に改正された雇用機会均等法は、単に平等を促進するための機会の平等化促進から、差別禁止に大きくふれ、セクシャル・ハラスメントなどメンタルな部分へも立ち入り、メンタルヘルスの意味からも快適な仕事環境づくりを目指しており、働く女性のキャリア発達を促進する部分が大きく、それに与える影響は大きい。

②　少子化対策の試み

このような男女平等という理念の推進の一方で、一九九〇年のいわゆる「1.57ショック」は、わが国における少子化への懸念を社会的に認知させ、その対策として、女性が働きながら子育てをいかに容易にできるようにするか、という論議を引き起こす第一歩ともなったと言えよう。しかし、少子化の流れは一向に衰えず、二〇〇五年には1.26まで落ち込み［毎日新聞、2006］、人口の自然減さえ現実のものとなっている。

少子化の流れを受けた形で、政府は、一九九四年のエンゼルプラン（＝保育サービスの充実）策定以後、一九九九年の新エンゼルプラン（＝子育てと仕事の両立支援）、二〇〇三年の少子化社会対策基本法の制定、二〇〇四年の「少子化社会対策大綱」の策定などを行い［増田、2004］、「児童手当法」の改正、「育児・介護休業法」の改正、「児童福祉法」

の改正がなされ、国は、子供を安心して生み育てる環境づくりに取り組んでいるとしている（『平成一七年　厚生労働白書』）。さらに、二〇〇四年末には、二〇〇五年度から五年間の新たな国の少子化対策計画を承認した。そこでは、育児休業制度をすべての企業が導入することや長時間労働者の一割削減などを盛り込んでおり、重点課題としては、（1）若者の自立とたくましい子どもの成長、（2）仕事と家庭の両立支援と働き方の見直し、（3）生命の大切さや家庭の役割の理解、（4）子育ての新たな支え合いと連帯があげられている。また、育児相談などができる支援拠点や親が急病などの際に一時的に子どもを預けることができる場所を大幅に増やすことなどもあげられている［産経新聞、2004］。

長時間労働の一割削減という政府の方針は望ましい指針であるが、前章でも見たように男性の長時間労働ははなはだしく、現実に横行している統計数字に表れない男性のサービス残業の禁止や、男性の年間総労働時間三千時間を超える層に対する規制の強化が、女性にのみ家事・育児を押し付ける社会風土の改善とそれを通した働く女性のメンタルヘルスの向上のためには、より重要である。『平成一七年版　厚生労働省白書』は、男性においても就業構造の多様化が進む中で、長時間労働をしている父親のほうが子育てへの関わり方は少ないという実態と、長時間労働者が多い地域は出生率が低い傾向にあることを指摘している。

少子化の進展を阻止し、家庭と仕事のバランスの取れた生活を多くの働く人々が享受できるようにするためには、長時間労働という貢献をしないと雇用の安定性が揺らぐというようなゆがんだ企業の雇用政策を払拭し、男女とも生活に対する不安定さや将来への不安を感じずに、安心して働き続けられるような社会の形成が必要である。働く女性が男性に対してハンディを負うことなく仕事生活をすごすためには、長時間労働の圧縮のための時間外労働の規制・違反企業の取り締まり強化、時間外労働に対する手当ての割増し率の欧州並への引き上げ、有給休暇取得の促進のための指導・監督、などが最重要課題としてあげられるが、それ以外にも、安心して子育てをするためには、解雇に対する規制の強化、働く女性が占める割合の多い非正規従業員の待遇改善、社会的な弱者救済のためのセーフティネットの確立などが不可欠である。

その他に、少子化の大きな理由として考えられるものに、子育てのコスト*の大きさがある。そこでは、養育・教育費という直接的なコストに加え、子どもの養育のために働けなくなったり子育て後に仕事の場に復帰してパートなどで働いたりする場合、正規社員で働き続けるのに比べ一億円を大幅に超える差がつく［鷲尾、2006］という現実があることを見逃すわけには行かない。今日のような雇用不安が大きな社会では、配偶者の収入にだけ頼ることは非常に危険であると認知し、一定の収入の確保を目指せば、正社員として働き続けることに大きな障害となり、昇進や能力発揮の点でハンディとカウントされやすい出産・育児は敬遠されて当たり前なのである。このことは「（経済的な理由や将来への不安で）産みたくても産めない」という人にとって、大きな欲求不満の源泉になる。

前述の一連の政策の中では、単なる出産の増加を意図した保育関連の事業の拡大だけで

＊子ども未来財団［2006］の調べによると子育てにかかる費用は一六一一万円（選択的費用を入れると二三七〇万円）になり、内閣府の『平成一七年版　国民生活白書』によれば、「子育てに関わる経済的負担が大きい理由」は、「教育費がかかる」で全体の六割を超え、次いで五割近くが「世帯収入が少ない」をあげている［労働と経済、2005］。

なく、育児休業給付などの経済的な面も含め、働く女性が、働き続けることの中で遭遇する困難をより軽減しようという内容が少なくない。その意味で、このような一連の施策が意図するところは何であれ、働く女性のメンタルヘルスの向上には少なからず影響を与える動きということができる。少なくとも働き続け、その中でキャリア発達などの成長を実感できる条件が、より高まりつつあることは事実である。

③ 育児・介護休業法

育児・介護休業法

育児休業：一歳未満の子を養育する男女労働者（有期雇用者も対象）
　原則として一子につき一回
ただし、保育所入所希望者で入所できない場合や一歳以降養育を行う予定者が養育に困難を生じたときは一歳六ヶ月まで
介護休業：一定の要介護状態の家族のいる男女労働者（有期雇用者も対象）
家族とは、配偶者、父母、子、配偶者の父母、および、同居の祖父母・兄弟姉妹・孫
対象となる家族一人につき最長九三日、複数回可能（一人の家族について二人以上が同時にまた別々に取ることも可能）

この二つの制度は、労働者の申し出によって行使することができ、また、それを理由に不利益扱いをしてはならない
子の看護休暇：未就学児童を養育する労働者が、対象となる子どもの数にかかわらず年間五日

育児・介護休業法についての概要は右で見たとおりである。ここでは、育児と介護が並んでいるが、このような傾向は近年のものであり、法の整備充実も常に育児が先行しており、そのため介護休業の取得などに関する統計資料は非常に少ない。

前章でもしばしば引用した日本労働研究機構［2003］の調査は、今回の改正前の二〇〇一年に一九九二年から二〇〇一年の間に第一子を出産した女性を対象に実施されたものであるが、育児休業制度が女性の就業継続に与える効果は直接的なものではないことを示した。しかし、育児休業制度は、正社員の就業継続には有効性が高いことが実証され、勤務先に育児休業制度があることは、就業継続の可能性を高める、と指摘している。制度のいっそうの普及をはかるためには、企業の管理職研修をはじめとする女性に対する配慮を高める、厚生労働省はファミリーフレンドリーでない企業の名前を公表する、パート労働者にも制度の適用を拡大する*などが必要だろう、というものがあげられている。

さらに、自由回答からは、育児休業制度については、休業取得後の両立支援策の必要性や男性の休業取得や、子どもの立場にたった両立支援策、在宅勤務の普及、男女を問わず

＊今回の改正では対象になっている。

労働時間の短縮、気軽に相談できる相談機関の設置など育児休業制度以外への要望も多く、育児休業制度だけでは足りないなどの意見もあった。

二〇〇三年の「女性雇用管理基本調査」によれば、育児休業の取得を二〇〇三年度に開始した働く人々の割合は、女性が97.1%、男性が2.9%に過ぎず、出産した働く女性に占める同休業取得者の割合は73.1%、配偶者が出産した男性のそれは0.44%にとどまっており(『平成17年 厚生労働白書』)、十分に普及しているかどうか論議は分かれる。おそらく、性別役割分業観だけではなく経済的事由がこのようなアンバランスをもたらしているであろうが、あまりに男性が少ないという印象はぬぐえない。

一方、介護休暇について見ると、制度の規定がある事業所は、従業員三〇人以上では81.4%、五〇〇人以上では99.4%になっている。取得権利保有者の数はわかっていないので、利用者の多寡を割合で論じることはできないが、「平成一七年度 女性雇用管理基本調査」結果概要(厚生労働省ホームページ)で見ると、介護休業取得者は全常用労働者の0.04%で、取得者を100としたとき女性は73.5%となっている。また、規則で決められた休業期間は、「通算して九三日まで」が75.5%で圧倒的に多く、次いで「一年」の15.6%である。現実に平成一六年度中に休業から復職した人の休業期間は、「三ヶ月から六ヶ月未満」が最も多く40.0%で、次いで「一ヶ月から三ヶ月未満が」24.2%であり、平成一四年度に比して、前者が25%増加し、後者がほぼ同じくらい減っている。

労働政策研究・研修機構[2006]は、その調査に基づいて、介護休暇制度の周知徹底が十分でないことが利用されていないことの原因ではないかと示唆し、同時に、一日単位の取得などや介護限定の短期間休暇の制度化なども含めた柔軟かつ使用しやすい介護休暇制度の制定を主張している。

④　育児休業取得の推進の方策とパパ・クオーター制

育児休業取得の推進のためには、休業期間における経済的な保障は大事であるが、現状のように実質的に男性のほうが給与が高い状況では、女性の休業を促進し「子育ては女性の仕事」をいっそう固定化し、よりいっそう男性を育児から疎外することになりかねない。そこで、夫婦のどちらか一方ではなく、男性も休まざるをえないなどの法的強制も考えられる。このことは、乳児期に、父親を「赤ちゃんづけ」*し、子育ての大変さや楽しさを実感することによって、育児も行う働く女性の大変さを理解するだけでなく、子どもへの距離を縮めておく効果があり、その後の子どもの成長過程へのかかわりを高め、育児への参加を円滑に促進することになるであろう。そのためには、次で見るような、経済保障と強制休暇の義務付けを合わせたパパ・クオーター制度がないと、なかなか父親が育児休暇をとることまでは期待できないことは事実であり、それはどの程度、社会全体が子供の出生を期待しているかに依存している。逆に言えば、少子化がどの程度その社会に、ネガティブな影響を与えるかにかかっているという面も否定できない。

赤ちゃんづけ
　わが国の霊長類研究の方法としてひとつは「餌付け」という方法があり、もうひとつは、観察者が常に相手（猿やチンパンジー）の周りに身をさらし、次第に相手に人がそばにいるという状態に慣れさせる「人づけ」という方法がある。それと同じ意味で、父親を「赤ちゃん」がそばにいることに慣れさせるという意味。

パパ・クオーター制度とスウェーデンの育児休業取得

『平成一七年度少子化社会白書』はノルウェーのパパ・クオーター制度とスウェーデンの育児休業の取得やそれに関する状況について、以下のように紹介している。

男性に育児休業取得を誘導する制度として有名なものは、ノルウェーの「パパ・クオータ制度」である。ノルウェーでは、育児休業は最長で三年間取得できるが、このうち子どもが一歳になるまでの間に、父親に四週間の期間が割り当てられている。もし、父親が取得しない場合には、親に支払われる出産・育児休暇手当の支給期間がその分短縮されることになる。

育児休業の取得状況を見ると特にスウェーデンが高くなっている。

スウェーデンで育児休業制度が機能している背景として、所得保障制度（休業中の賃金の保障）の充実や、休業そのものを取得しやすくする体制（代替要員の確保など）が整っていることを挙げることができる。

まず、所得保障制度であるが、スウェーデンでは、両親保険（一九七四年に導入された育児休業の収入補てん制度。財源は、事業主が支払う社会保険拠出による）から休業中の最初の三九〇日間は賃金の80％、その後の九〇日間は定額の手当を受給することができる。三九〇日間のうち、パパクオータ・ママクオータ（配偶者に譲ることができない休業日数）として、父親・母親のそれぞれが六〇日ずつ取得でき、両親が譲り合える日数としてはそれぞれ一三五日ずつある（多くは父親の分を母親が使う）。

連続してとる必要はなく、また、全日でとる必要もない。

両親保険からの高率の給付に加えて、スウェーデンの企業等では独自の上乗せ給付を行っているケースが多く、24.4％の事業所でこれが実施されている。最大90％までの事業所が最も多いが、最大100％以上を支給している事業所もある。

次に、従業員が育児休業を取得した場合の職場の対応を見ると、スウェーデンの事業所では「臨時契約社員を雇う」というケースが74.4％を占めている。また、休業者に対して休業期間中の連絡を電子メール等で行っている事業所も多く、短時間勤務制度やテレワークの利用も多い。そして、育児休業の利用に対して、スウェーデン社会では、否定的な評価がほとんどみられない。

『平成一七年版　少子化社会白書』（71-76 p.）を要約

内閣府［2005］の「少子化対策に関する子育て女性の意識調査」によれば男性の育児休業取得率向上のための施策に関する意見としては、**（図2）**のような結果となり、国を中心とした行政の法的な規制や指導、そして財政援助への要請が非常に強いことがうかがえる。

(2) 男女共同参画社会基本法と男女共同参画社会の形成の促進

男女共同参画社会基本法は、国連が中心となって女性の地位向上や権利の擁護を進めてきた世界女性会議で採択された行動計画を受けたものであり［大沢、2002］、（1）男女の

Q５　〔回答票５〕2003（平成15）年度の育児休業取得率は、女性の73.1%に対して男性は0.4%にすぎません。男性の取得率を引き上げるためにはどのようにしたらよいと思いますか。この中からいくつでもあげてください。（M. A.）（図２－２－１）

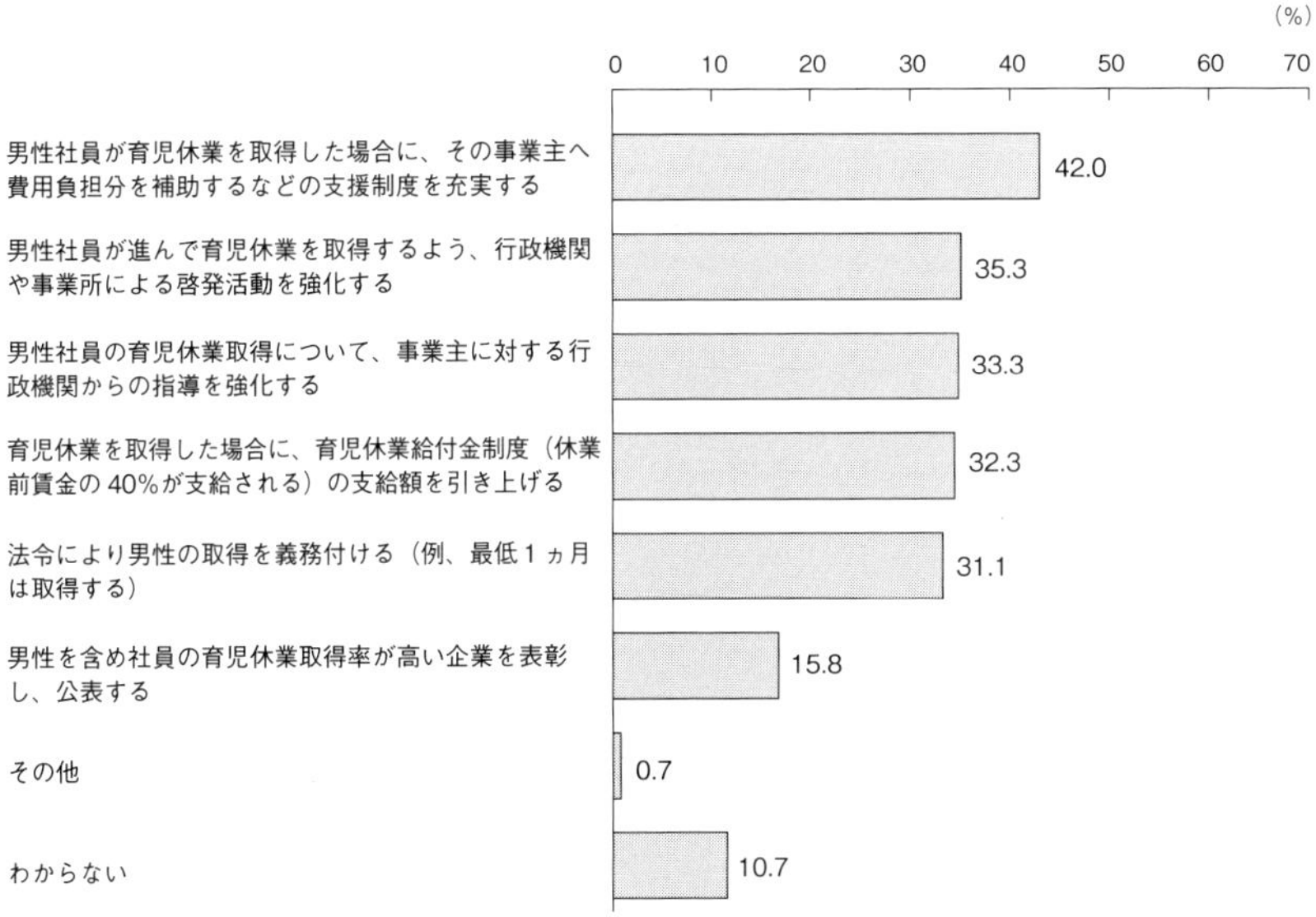

図２　男性の育児休業取得率引き上げの方法（MA）［内閣府、2005］

人権の尊重、（2）社会の制度又は慣行についての配慮、（3）政策等の立案および決定への共同参画、（4）家庭生活における活動と他の活動の両立、（5）国際的協調を基本理念（『平成一三年版　男女共同参画白書』）としている。それを受けて、さまざまな施策が国レベルや各自治体レベルで行われ、各自治体では行動計画を独自に策定している。

国が雇用に関して促進を試みているものを『平成一七年版　男女共同参画白書』で見ると、「雇用等の分野における男女の均等な機会と待遇の確保」に関しては、男女雇用機会均等法の履行確保や女性の能力発揮のための積極的取組（ポジティブ・アクション）の推進などを内容とする「雇用等の分野における男女の均等な機会と待遇の確保対策の推進」、「母性健康管理対策の推進」、「女性の能力発揮促進のための援助」、パートタイム労働対策の総合的な推進などを主とする「多様な就業ニーズを踏まえた就業環境の整備」などが行われている。それ以外にも、「男女の職業生活と家庭・地域生活の両立の支援」、「多様なライフスタイルに対応した子育て支援策の充実」、「仕事と育児・介護両立のための雇用環境の整備」、「家庭生活・地域生活への男女の共同参画の推進」などが盛り込まれている。

現実問題として、親の介護の問題は、誰（妻・夫）の親かという問題も含んでおり、一方的に女性の問題ではなくなりつつある。この面からも、男女とも家庭役割を共同化していくことの意味は大きい。それが働く女性が仕事生活の中で活躍する機会を小さくしないですむことにつながり、キャリア発達を促進することになる。

この法律を通して男女共同参画社会という基本的理念が国民の間に浸透するのは、非常に意味があることであり、地方自治体でも多くの人々を巻き込んでさまざまな基本計画の策定や報告書作りがなされ、その意味では、大きな啓蒙活動の役割を果たしている。それによって、子どもがいようがいまいが、既婚であろうがなかろうが、働く女性やこれから働こうとする女性に、働き続けることの中でのある種の希望を持たせているのは事実であろう。その意味で、この法律が国の指針として出現したことの意味は大きい。

その一方で、これを、理念にとどめることなく展開しようとするのならば、男女間の差別的処遇の禁止や職場における性差別の禁止、パートタイマーや派遣社員などの非正規社員と正社員の処遇に関して同一労働同一賃金を遵守させること、そして、性による職種の差別の禁止などに関して、その立証責任を企業側に負わせたかなり強力な罰則規定を盛込んだ、実効性のある法を制定することが不可欠であるようにも思える。

同時に、働く人々の権利を守るための労働組合の存在も不可欠となろう。

何よりも、社会全体が、資本の論理や経済性のみを優先する社会から、人が〝ひと〟らしく生きるゆとりのある社会を目指すというシステムに変わっていくことが求められるのかもしれない。

(3) 財政的支援

働く女性が、より安心して子どもを生み、子育てをできるようにするには、保育所が増え、保育時間が長くなり、病気のときでも預かってもらえる場所があることは、心理的な不安を軽くするための必須の条件と言えるが、それだけではない。働く女性が育児の負担を抱え、自分の時間のなさを嘆きながら、働き続ける理由のひとつは、自己の生涯的なキャリアの問題であり、とりわけ職業的なキャリアに関しては、中断は大きなデメリットになる社会である以上、育児負担の軽減はより重要性を増す。さらに、そのようなキャリア発達上の問題だけではなく、生活の維持や将来的な生計の不安（配偶者の失業や死亡、離婚などの可能性）という面と、より直接的には、子育てにかかる膨大な費用の問題がある。これは単に、よく言われる教育費だけではなく、食費や被服費、医療費、娯楽費など成長過程の生活費そのものの問題であり、とりわけ都会での育児の費用は非常に大きなものがある。

先に鷲尾［2006］の主張で見たように、正社員の地位を失うことから生じる経済的なロスは、非常に大きい。そのために、出産後も勤務継続、それも、極力男並みの勤務様式をとることを試みる働く女性は、少なくない。内閣府［2005］の調査結果を見てもわかるように、もし、児童手当や保育料または幼稚園費が軽減されたり、扶養控除が引き上げられたり、育児休業への賃金保障などの経済的支援措置がより大きければ、働く女性がもっと気楽に子どもを産み育てる気持ちになる環境になるであろう。合計特殊出生率1.94のフランスでは、家族手当、出産手当、基礎手当（〇〜三歳）、保育費補助、育児休業の所得保障など、わが国に比べて公的支援の幅と差がきわめて大きい*［朝日新聞、2006 b］。

その意味では、保育所などの建設がよりいっそう促進されるような補助金の増額や、保

＊ただし、同記事はフランスの高い出産率は、経済的支援の要因だけでなく、子どもを女性としての生き方を制約する「負担」とみなさない（社会全体の）意識にあるともしている。

育・託児スタッフの人件費負担の肩代わり、児童手当の増額、児童医療の充実のための施策、育児休業時の賃金補償のための事業主への補助などの歳出面と、さまざまな控除や税制上の優遇など歳入の減少に関わる面を含んだ、国の財政的な支援は、働く女性のメンタルヘルスにとって、非常に大きな意味を持つと言えよう。

(4) 企業の顕彰

厚生労働省は、男女平等を積極的に推進したり、雇用機会均等法や育児・介護休業法などの法律を遵守しそれ以上の水準を制度化し運用している企業について、均等推進企業表彰やファミリーフレンドリー企業表彰を行っている。

このような試みは、第6章で見るように、企業にとっては、それを通して人材確保を有利に進めることができるし、社会的責任を果たしていることをアピールすることを通して、企業の存在価値を高めることができ、そのような意味での広告効果は大きい。

また、その中で働く人々は、自社に誇りを持つことができコミットメントを高めることができる。さらに、実際にそのような制度の恩恵を受ける人は、(当面の生活だけでなく、その企業での長期的な雇用や処遇の面で）安心して働くことができ、子育てなどに関する非仕事生活のストレスを減じることを通して、職務満足感を高めることができるものと思われる。そのことは、第3章で見たように長期的な〝働き甲斐〟や〝生きがい〟の形成に繋がるであろう。それ以上に大切なことは、このような表彰を通して、他社のさまざまな制度を知りことができ、自分の所属する企業に改善を求めることへの躊躇を減じ、よりよい条件への期待を大きくし、さらには、働き続けることへの希望を大きくすることに繋がるということである。

それらの意味で、このような表彰活動は、働く女性のメンタルヘルス向上に直接的にも大きな影響を持つとしてよい。

3　自治体の取り組み

働く女性に対する自治体の支援は、かつては勤労福祉会館や働く婦人の家のようなセンター作りが主で、とりわけ子育て期の働く女性のための施策は、保育園をめぐる施設の拡充や認可保育所の認可の拡大、延長保育などのサービスの充実、学童クラブなどの充実や育児手当の独自の増額などさまざまなものがあるが、基本的には、育児に対応したハード中心で、ソフトを中心とした使い勝手の良さを求めるニーズには、なかなか追いつかないというような論調で語られることが、白書類も含めて多いように思える。

核家族化や女性の社会進出により、子育て支援が重要な施策であるとの認識が高まり、地域での取り組みが進んでいるが、同時に雇用環境の多様化などを受け、子育て支援に対するニーズも多様化していると『平成一三年版　厚生労働省白書』は指摘している。

例えば秋田県［2005］では、地域における子育て支援体制の整備の課題としてかつて地域・集落が担っていた子育て支援の機能を、地域や社会の力を借りて再構築するとともに、子育てを地域で支援して行く新しい体制作りが求められているとし、（1）子育て支援ネットワークの形成、（2）地域子育て支援センターなどの地域開放、（3）地域における拠点施設の整備促進、（4）子育てボランティアの育成と組織化、（5）NPOなどへの支援を推進の内容の柱にすえている。特に（1）では、地域子育て支援センター、保健センター、保育所、幼稚園、児童館など地域で子育てに関わる機関の連携をうたい、従来の縦割り行政の枠をはずした取り組みの方針が示されている。

ここでは、そのような働く女性に対する地方自治体のサポートを見ていくことにする。

(1) 独自の試み

前述の日本労働研究機構［2003］の調査では、働く人の子育て支援として社会や地域に求められるものとしては、保育料の引下げ（富山は六割、東京は三割前後）、育児手当増額・給付期間延長、保育所の数や定員の増加（東京三割以上　富山一割以下）、長期休暇中の学童保育（富山四割弱　東京二割前後）、延長保育などがあげられているが、地域間のニーズの差は大きく、自治体が、その地域の働く人々の環境に即した施策を展開することが求められていることがわかる。また、気軽に相談できる相談機関の設置などの要望も多い。

『平成一七年版　少子化社会白書』によれば、市町村が独自に国の基準に上乗せしたり単独事業として行っている子育て支援策は、保育料の減免措置（単独事業、以下単独）、保育料の独自徴収基準の設定（上乗せ）、妊産婦検診や乳幼児健診（単独）、各種手当ての支給（単独）、保育所職員の加配（単独）、一人親家庭支援などであり、それらを実施しているのは七〇〇団体を超え、保育サービスに関するものが多い。

『平成一七年版　厚生労働省白書』には、そのような地域特性に根ざした取り組み事例が紹介されており、そのひとつに、石川県小松市の保育園を通した取り組みが取り上げられている。

小松市は、女性の就業率が高く保育所入所者の割合（57％）も全国平均の倍以上である。そこで、市では、公立・私立の保育所における特別保育や集いの広場、放課後児童クラブなどのメニューを提供し、放課後児童クラブに関しては、その指導スタッフの人件費を委託料として支払ったり、スペース設置に関する国や県への補助金の申請を行うなどをしているとのことであり、さらに、事例で紹介されている私立の「よしたけ保育園」では、休日保育・病後保育・一時保育などを含め、独自に、連絡帳を通じた親同士の意見交換の場の提供や携帯電話での育児相談受付などのサービスを行っている。*

このような、施設があることは、大いに働く女性の負担を軽減するものであり、親同士の意見交換の場の提供や電話での育児相談は、働く女性の孤立感を防ぐことになり、また、休日保育・病後保育・一時保育などは、家事の部分代行的な色彩も強くその面からも評価される取り組みと言えよう。いずれにせよ、働く女性が多いことから生じる事業という面

＊内容の一部は、小松市のホームページや同市児童家庭課への電話インタビューに基づいている（2006.2.28.）。

はあるにせよ、働く女性のニーズをうまく汲取った取組みの例であることは間違いないであろう。

また、それ以外にも、東京都練馬区のように二〇〇六年度から第三子以降に誕生祝い金二〇万円を支給したり、福井県のように三人目以降の子どもを対象に妊婦検診や三歳になるまでの保育料を原則無料にする「ふくい三人っ子応援プロジェクト」を始めるところもあり、逆に、愛知県豊田市のように一九九五年度から行っていた第三子以降への出産祝い金二〇万円を出生率からみて効果なしとやめるケースもある［朝日新聞、2006 c］。

このような独自のものの中で異彩を放つ自治体独自の少子化対策・子育て支援策の例としては、次に示すように、石川県が、一八歳未満の子どもが三人以上いる家庭に「割引優待カード：プレミアムパスポート」を配り、協賛企業で買い物をすれば割引などの得点が得られるようにするというものがある［朝日新聞、2005］。子育てにやさしい企業推進協議会（事務局いしかわ子育て支援財団）のホームページによれば、すでにサポート企業も決まり、二〇〇五年秋からパスポートの申請を受け付け、二〇〇六年一月に運用を開始しているとのことである。

石川県「割引優待カード：プレミアムパスポート」とその他の支援の試み

県はこの事業で、企業の子育てに対する意識の向上も狙い、将来は出産・育児休暇への取り組みなどをあわせて審査し、環境問題の国際規格「環境ＩＳＯ」のように認証する制度づくりも視野に入れているとのことであり、谷本同県知事は「子育て支援が企業評価につながる社会をつくるのに、行政が後押しできれば」と述べている。

それ以外にも、厚労省によると、三人目以降の子どもへの優遇策としては、青森県が保育料の減免、秋田県が大学・短大入学者に対する奨学金の優待制度を設けている。茨城県明野町、高知県安田町、佐賀県神埼町などは出産の奨励金、祝い金を出している。また、鳥取県は昨年二月から、育児休暇の取りやすさなど女性が働きやすい職場作りに努める企業を審査し、これまでに五社を認定している［朝日新聞、2005］。

その他の例としては、公共事業への入札資格の「格付け点数」に、男女共同参画や少子化対策を積極的に進める建設業者を優遇する制度を取り入れようとする例がある。具体的には、熊本県は育児休業と介護休業の両制度を導入した建設業者の格付け点数に5点を加算している。岐阜県では、育児休業のほか女性の再雇用制度の導入企業には10点を二〇〇六年度から加算するとしている［朝日新聞（福岡）、2006 a］。また、子育てをしながら再就職や起業を考えている女性のために、再就職のための計画作成を支援したり、パソコンや心理学のセミナーを開設したり、同じような悩みや目標を持つ仲間を作る場を提供したりするなどの支援する「ひょうご女性チャレンジひろば」を開設した兵庫県の例などもある［読売新聞、2006］。

(2) 施設の建設・管理運営

厚生労働省の委託調査「子育て支援等に関する調査研究報告書」（平成一五年）（『平成一七年版　男女共同参画白書』73頁を参照）によれば、第一子が生まれたときの働き方の変化としては、女性は理想・現実とも「仕事を辞める」（理想26.5％、現実40.3％、男性同2.2％、1.5％）、「労働時間を減らす」（女性同15.4％、8.6％、男性同29.0％、6.5％）である一方、男性は「これまでと変わらない」（56.0％、58.0％、女性同12.5％、6.2％）であり、女性が仕事をし続けることの困難さを示している。男性に「これまでと変わらない」が圧倒的に多く、女性は「仕事を辞める」が多いことから性別役割分業観の影響が大きいと思えるが、女性では「仕事を辞める」を理想とする割合は現実の三分の二にとどまり、現実に継続が困難であることの結果であるように思える。

中村［1998］は、日本では男女が異なる雇用・就労形態が存続しているが、この根底には出産・育児があり、保育制度が充実していない現在、働く女性が出産を選択する際には離職か少子化かの二者択一しか選択肢がないが、女性の職場進出や共働き世帯、核家族化が進む中、育児支援を中核とした仕事と育児の両立が可能なシステムが不可欠になっている、としている。その中核となる育児に関しては、前章で見たように〝親〟のような私的な関係への期待が弱くなりつつある中では、公的なさまざまな支援が必要である。そのようなものとしては、保育園や託児所、放課後の学童の託児施設があげられよう。

なお、以下でいう保育施設や託児施設などの用語は、一般的に使われる意味でのそれであり、児童福祉法の規定に沿っているものではないことを断っておく。

① 保育・託児施設

育児支援の中核にあるのが、保育施設の充実と、子どもを預ける親のニーズに対応した施設の提供するサービスの充実にあると言えよう。

内閣府［2005］が二〇〇五年に実施した「少子化対策に関する子育て女性の意識調査」*によれば、認可保育所以外のものを利用したことがある人は21.8％で、その中では「無認可保育所」51.6％がもっとも多く、次いで、「地域での子育て助け合い事業」13.6％、「事業所内託児所」12.6％、「民間企業によるベビーシッター」12.0％、「自治体による認証保育所」10.2％が続いている。そして、充実してほしい保育所のサービスとしては「待機しなくても入所できるよう保育所の数や定員を増やす」62.8％、「延長保育の充実」51.9％、「一時保育の充実」48.6％、「病児保育の充実」44.4％、「休日保育の充実」34.3％があげられており、ほとんどの自治体が保育所を持つもののその数や、定員、そしてサービスが、必ずしも母親

＊子どものいる二〇～四九歳の女性四、〇〇〇名が対象。

のニーズを満たしているとは言えないことを示している。

とりわけ、働く母親が遭遇する子どもの病気や病後の世話による欠勤、遅刻、早退、そして、休日出勤の制約などへの対応が、十分でないことがわかる。

山村［2005］は、一時保育の利用について、簡便性を求める母親とのミスマッチがあり利用している人は少数であるが、家庭外の育児支援を多くの人が期待できない現状では、重要な育児支援のひとつなので、利用しやすいものであることが必要である、としている。

「平成一四年度　武蔵野市男女共同参画に関する意識調査」をもとに武蔵野市女性行動計画推進市民会議［武蔵野市、2003 a］は、女性の仕事継続における障害の「育児休業などの労働環境の不備」と「育児」がともに四割弱を示しこの問題が大きな障壁であることを示し、また「公的支援施設の不足」、「病人および老人の介護」も二割を超えており、福祉制度の充実とともに「労働」と「生活」のバランスが重要な課題となろう、と指摘している。同調査では、それら以外にも、働く女性のために育児や保育・子ども病院などの情報提供を行う施設や期間の開設も望まれることが多いことを示している［武蔵野市、2003 b］。

(3)　地域社会の活動への支援

子育てなどへの支援には、上記のような施設の建設と運営だけでなく、社会福祉協議会（以下、社協という）のような組織を使って、地域活動を行うやり方もある。

その一例は、前章で見た新谷［2005］の社協による地域行事への参加促進である。また、武蔵野市の調整型社協のように、小学校区ごとに地域社協（地域福祉活動推進協議会）を作ってもらい、年間数十万円の補助金を出して、地域社協のメンバーに地域の実情に合わせて子どものいる母親の懇談会の開催や談話室の開設などの活動を行ってもらったり、有償ボランティアに委託したりするなどの活動も行っている。*

また、同社協は、「近いところにあり、小さな規模で、軽快なフットワークで」をモットーとした在宅高齢者に対するディサービスを行う支援のひとつであるテンミリオンハウスを立ち上げ、運営団体を公募して民家を改築した建物を提供し、一ハウスあたり年額一、〇〇〇万円を限度とした運営費の補助も行っている*［東京都福祉保健局ホームページ、2006］。また、同市は、子供テンミリオンハウスあおばが運営主体となっている「ひまわりママ」への資金提供も行っている。

武蔵野市にある「ひまわりママ」は、基本的には、一九九六年労働省の委託による（財）女性労働協会の「保育サービス講習会」の修了生によって立ち上げられたボランティアの支援グループであり、必ずしも働く母親の子育て支援のみを対象としたものではない。*しかし、子どもの病気や仕事の予定の変更など突発的な出来事が生じたときなどは、比較的低料金で、個別の状況に応じた対応をしてもらえることなどから、支援の依頼は多いようである。当時理事長をされていた土屋氏へのインタビュー中も次々に携帯電話で、急に子どもを預ける用件が生じたので預かってほしいとの要請があり、それをどのように割り振るのか、支援会員のスケジュール調整が頻繁に行われていた。突発的な出来事への対応が

＊武蔵野市社会福祉協議会に電話でインタビュー（2006.2.27.）。

＊同ホームページおよび武蔵野市福祉保健部高齢者福祉課への電話インタビュー（2006.02.27）

＊前理事長・土屋美恵子氏談（二〇〇二年）およびホームページより。

多いため、朝から深夜まで依頼が入り、土屋氏は、気が休まることがなさそうで、自ら他者支援を志して立ち上げたにせよ、かなり大変そうであった。また、同氏の後継者の選任にも腐心している様子がうかがえた。

ひまわりママ　について

「ひまわりママ」は地域の子育てが一段落した女性たちが、子育て中のお母さん達を支援しようという活動です。

子どもが小さい間は母親業は二四時間営業です。他に用事ができたり、体調を崩したり、あるいはちょっと息抜きしたいこともありますね。そんな時に、安心して子どもを預けられるのが、「ひまわりママ」です。

「保育サービスひまわりママ」は、一九九六年労働省の委託による（財）女性労働協会の「保育サービス講習会」の修了生の中の二三名によって、子育て中のあらゆる人をサポートしたいと、うぶ声をあげました。

一九九九年九月東京都より特定非営利活動法人の認証を受け、次のような趣旨で活動を行っています。

子育て中のあらゆる親をサポートする子どもにとって最善の保育方法をとる

お互いの顔が見える子育てをめざす

ボランティアの気持ちで相互援助活動を心がける
地域の子育て環境や自然を十分活用し、育児を楽しむことのできる街づくりに貢献する
未来を担っていく子どもたちを育てる大切さと、子育ての楽しさを伝えていく。
利用会員、協力会員、賛助会員の会員制です。

事業内容
1　保育：お母さん方の急なお出かけや体調の悪い時　お子さんを一時的に預けたい
2　講座・研修
3　産褥サポート：産前産後のお子さんのお世話と沐浴及び簡単な家事
4　託児付きのお母さん達のためのワークショップ
5　子育て支援スタッフ養成講座
6　情報　情報交換誌「ひまわり」の発行　ホームページによる情報提供
7　相談　こんな時どうしたらいいの？　子育ての悩みやぐちを聞いてほしい
○電話相談　○訪問相談　○来所相談
「ひまわりママ」ホームページを編集

このように、「ひまわりママ」は、立ち上げのきっかけが行政による講習会にあり、そ

のメンバーも講習会が育成し、さらに、施設や業務委託費を自治体が提供するなど、地方自治体による支援と二人三脚を組んでいるとしてよいであろう。しかし、現実に運営するスタッフらへのてこ入れは十分ではなく、ボランティア頼みの感は免れないが、働く女性とスタッフ（支援会員）を地域活動という媒介を通して地域につなげる貴重な試みと言えよう。

このような地域の（福祉）団体やNPO法人への援助を通した、子どもの保育（託児）や高齢者の介護は、突発的な出来事への対応を可能にし、また、高齢者を一人家に放置しておくという罪悪感のようなものから女性を開放することになるので、働く女性のメンタルヘルスへの貢献は、非常に大きいものがあると言えよう。また、身近なところで、高度に専門化していない人たちや公務員でない人たちがボランティアで働く姿に接することは、いつか自分もボランティアとして参加できるかもしれないというモデルを見ることにもなり、キャリア発達の選択肢が広がるという意味でも、大きな存在意味を持つ。

そこへの自治体の介入は、施設や制度という外枠（ハード）の提供であり、運営は民間の団体やNPO法人に任せ、現場に柔軟に対応させるというもので、ある種の硬直化した運営から脱することができ、大変好ましいと言えよう。逆に言えば、ある面でセオリーフリーであり、サービスの質が運営主体のノウハウに依存する部分が大きいことに対する、品質保証を利用者やその家族にどこまで提供できるかが、支援者である自治体に、問われるものと思われる。

兵庫県ヒューマンケア研究機構［2003］の『地域における子育て支援についての調査研究報告書』は、仕事と子育てを両立させたい人、育児支援が必要な人と、それを援助してくれる人をそれぞれ会員募集して、それを仲立ちしてくれる組織としてファミリー・サポート・センターをあげているが、同県では八ヶ所しかなく遠方の親が利用しにくいので設置の促進が必要であると提言している。また、同センターでは、万一の事故に備えファミリー・サポート・センター保障保険に入っているが、その加入を知っている人が少ないようであり、事故が怖くて預かるのを躊躇している人が多いことを考慮すれば、センターや保険に関する情報の普及が、近所での子どもの預かりあいを促進するのではないかともしている。

4　地域の活動とNPO

働く女性の仕事継続に関するさまざまな支援は、とりわけ、子育てを中心にしたものは、第4章で見たように家族を中心とした身近な人々に支えられる部分が少なくない。また、子育てと並んで問題にされる高齢者の介護は、「施設から家庭へ」的な方針が盛んに論議されており、本章で見たようにそれらに対する公的な制度に支えられた支援の果たす役割は非常に大きいが、それが十分でないとの声が圧倒的に多いように思われる。

その一方、少子化対策という日本社会の要請が前面に出るとき、出産・育児の〝公（おおやけ）〟化が促進されるべきであり、支援ではなく子育てそのものの中心に国や社会が位置しなければならなくなる。ところが現実には、子育て家族への経済的な支援は子育てに要する費用から見てあまりに少なく、さらに働く女性が安心して保育を託せる場が必ずしも多いわけではないように思える。特に後者を考えるとき、〝お互いに顔が見える範囲で安心して〟を確保しようとすれば、自治体と個人をつなぐ中間的な地域の活動もしくは地域社会の機能が必要となろう。

(1) NPO

子どもが病気になったり、その後の回復期にある時など保育所にも預けられない状態になると、親は仕事を休まざるをえなくなり、特にそのしわ寄せが母親にくることが多く、職場で同僚に負担をかけすぎ立場を悪くしたり有給休暇を越えて欠勤することで、ある面で働く女性の雇用を危うくする場合も少なくない。そのような病児のケアは、先に見た「ひまわりママ」のような一時預かりの例もあるが、初めから病気になった時や、回復期にある子どもを一時的に預かり、保育と看護を行う病児保育施設を目指して立ち上げられ、当初は行政からの支援もなく、その後活動を通して委託事業を行えるようになったNPO法人もある。

熊本市からの病児保育の委託事業を行う特定非営利活動法人（NPO法人）「チャイル

ドケアサポートみるく」は、二〇〇三年三月に、熊本市に病児保育施設が一つしかなかったことから、働く母親の要請で、熊本市の西部地区の四つの小児科医や看護師、母親らが主体となって開設され、預かり施設は四つの病院の中間あたりに病院とは独立して設置されている。*

同所は、二〇〇五年一二月新たに、子どもが急病の際に保育士や子育て経験者などの専門家がサポーターとして駆けつけて、働く母親に代わって面倒を見る事業を開始した。同所の現在の事業は、厚生労働省の委託事業で（1）依頼者の要請で子どもを保育園や小学校に迎えに行き、小児科で受診後に希望する場所まで子どもを届ける「駆けつけサポート」、（2）宿泊をともなう出張や急な外出の際にサポーター宅で子どもを預かる「預かりサポート」、（3）サポーターが依頼者宅で子どもの面倒を見る「訪問サポート」の三つを行っている。依頼者は、仕事を持つ生後六ヶ月～小学六年生の子育て中の親、サポーターには、保育士や看護士などの有資格者や子育て経験のある人があたる。

既に依頼人は一一二人、サポーターは八七人が登録（二〇〇六年一月二六日現在）しているが、依頼人は登録待ちが大勢おり、サポーターが不足気味であるだけでなく、病児保育室は、定員が六人で、病児対象のため利用状況の変動が激しく、初年度登録料六、〇〇〇円、一回の保育料三、〇〇〇円であるが、採算が見込めないとのことで、家賃などは持ち出しになる赤字経営である。

このような例として、施設をメンバーの保有するマンションを無償で使うＮＰＯ法人あ

＊同法人（永野和子氏）への電話によるインタビュー（2006.3.3.）および西日本新聞（2006.1.27.）、日本経済新聞（2003.10.17.）を編集した。

いびーなどがある［日本経済新聞、2003］。いずれも、財政的には苦しいようで、みるくでは企業からの寄付要請も考えているとのことであるが、自治体からの財政支援の強化とともに施設提供などが不可欠であろう。

なお、これらのNPO法人の活動に自治体が関わる場合、財政支援に対する財務報告の提出を求めることは必要であるが、その書類の作成に際しては、そのような事務作業に不慣れな活動の担い手や支援者も少なくないので、それに習熟した自治体職員の支援は不可欠であり、また、施設の提供や広報活動への協力など、さまざまな支援を、実際には行政が担っているように思える。それに対して、実際の活動に過度に干渉すれば、働く女性のニーズや団体の理念に基づく独自の活動は弱まり、メンバーの動機づけは低下することも懸念され、独自の活動をしやすいように環境整備を進めるやり方の経験の積重ねが、NPO法人と自治体の両方に必要とされるであろう。

また、メンバーの活動をボランティアとし、そのような支援側の会員を集めるとき、メンバーの支援をどこまで有償にするのか、特に看護師や保育士など有資格者がそれに関わる際は、有償の程度（時間給の額）なども、ある面で行政がガイドラインを提示する必要があるのかもしれない。

兵庫県ヒューマンケア研究機構［2003］の報告書は、九割の親が「顔見知りの人のほうが安心して子どもを預けられる」と思っている（八割の母親は同じような年齢の子どもがいる顔見知りに子どもを預けたいし預かっても良いとしている）、という結果を見ると、近所の顔見知り同士で子どもを預けあえる関係ができれば、親にとって大きな支援になるわけであり、そのような関係作りのコーディネート役が必要とされているようにも感じる。そこに、行政やＮＰＯの活躍の場がありそうである。

(2) 地域社会

地域社会が、そのメンバーにさまざまな援助を行いその地域社会の維持に大きな貢献をしていることは、前章で述べたとおりである。

兵庫県ヒューマンケア機構［2003］が県在住の六歳以下の子どもを持つ父母を対象に二〇〇二年に実施した調査では、図3で見るように、親が地域に希望する支援は、「育児の情報提供」26.1％、「子供の遊び相手」16.0％、「育児の悩みを聞く」13.5％、「しつけ」12.8％であるが、「育児の情報提供」や「しつけ」では提供されているものとの間に10％以上の乖離があり、提供されることのほうがいずれも少ない。

誰がサポーターかを見ると、「育児の情報提供」者や「育児の悩みを聞く」人は、ともに母親で「地域の人」は六位、父親で七位にすぎず、地域社会が、子育てにうまく機能していない状況がうかがえる。

また、地域で子育てを支えたいとの考えには、およそ八割の人が積極的に肯定しているが、その程度は、母親が高く、母親は、「子育てに関する共通の話題を持てる人がほしい」や「子育ての大変さを地域の人に分かってほしい」など、共感を感じることができること

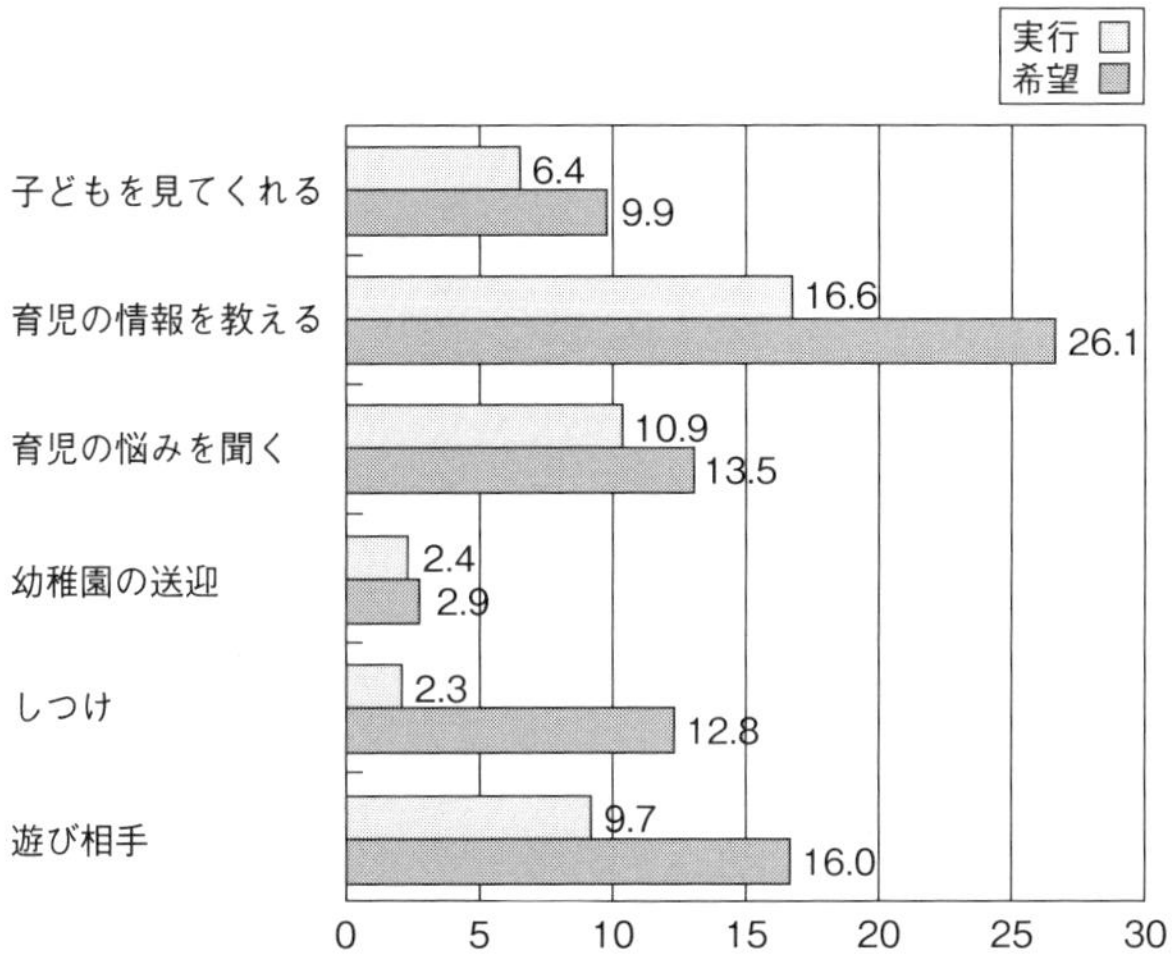

図3　地域の人に求めること［兵庫県ヒューマンケア研究機構、2003］

への反応が高く、父親の意識との差が有意に大きいことを示している。

同調査は、居住年数が長いと、地域の人々との付き合いが深く支持が受けやすいので「長い人ほど子育て不安が低い」との仮説を立てて相関関係を分析したが、有意な関係を示す結果が得られていない。また、地域社会の結びつきが強いと想定されるので「都市よりも郡部のほうが子育て不安が弱い」との仮説をもっていたが、「子育て不安感」、「精神的疲労感」、「子供否定感」などは、郡部のほうが強く、まったく逆の結果になったことを示している（同報告書は、その理由について、母親が、「子育ては母親の仕事」と夫が思っていると認知する度合いが、郡部の方が強いことも関係あるのではないかと推測している）。このことは、地域と子育てのかかわりに、大きな問題が潜んでおり、地域社会から「子育て」が孤立していることを示しているとも言える。

そのような地域社会と家族を結びつける仕掛け作りに、行政がいかにかかわるか、地域づくりや社会における子育て・介護のソフトウェアを行政がどのように作るのか、支援するのかが大きな課題となっている。特に地方においては、介護と地域社会のかかわりあいについて、問題提起すら住民の中からは出てこない、という状況すらあることを考慮に入れる必要がある。

5　まとめ

働く女性のメンタルヘルスを高めるために必要とされる働きやすい環境作りに関して、国や地方自治体、そして、自治体と働く女性を結ぶ地域の活動などについて、この章では見てきた。

国レベルの働く女性の支援としては、キャリア発達の視点からは雇用機会均等法、子育てや介護などの視点からは育児・介護休業法の充実があげられることが多い。しかし、本章の中では触れなかったが、国レベルで望まれるのは、基本的には労働時間の実質的規制であり、父親が子育てに参加できる時間的余裕を与え、また男並みの長時間労働から子育て期の母親を、不利な人事考課や昇進の遅れなどのペナルティなしに解放することである。そのことが、働く女性のみならず、働く男性の心身の疲労からの解放につながり、働く人々のメンタルヘルスの向上に大きく貢献するのである。そのためには、サービス残業への罰則の強化は当然として、一定時間を超える時間外労働への割増し率の見直し、さらには、欧米に比して低い残業手当の率の大幅引き上げ（最低でも150％〜170％くらい）などがあげられよう。

もうひとつは、子育ての〝公《おおやけ》〟化であり、「社会全体で子どもを育てる」という意思を日本社会全体が持てるような雰囲気作りである。それらの上に立った雇用機会均等法や育児・介護休業法の充実でなければ、実際に権利を行使したり子育て支援のサービスを受けようとしたりする時、周囲への負担に目がいって、それらを享受できないなどということが生じがちになる。またそのような考え方にたてば、税制や各種手当てなどの面で、より積極的な子育てのための経済的支援が行いやすくなるように思える。

　次に地方自治体を見てみると、多くの自治体の財源が厳しい中では独自の上乗せ支援には限界があり、どちらかといえば、地域のニーズをいかにうまく吸い上げ、国や社会全体にオープンにして国の政策につなげさせていくのかという点や、具体的な地方独自のニーズに、施設や制度の運用面で応えていくということも課題のひとつになるであろう。また、その一方で、地域社会の活動を支援する形で、財政負担を抑えながら、さまざまな働く女性のニーズに応えるという側面もある。

　地域活動支援に関しては、さまざまな活動を積極的に支援することで、地域の私的な生活に埋没しがちな多くの女性に、活動や能力発揮の機会を与える［武蔵野市、2003 a］という側面を持つことも看過してはならない。そのためには、〝思い〟に根ざす地域活動を事業として運営していくために課題となるマネジメントや資金調達を含め、物理的なスペースや事務所維持のための財政的な援助を行い、また、そのような活動を立ち上げ法人化させるための法的な助言や初期の人材育成のための支援、活動維持のための人的・物的な支援などを積極的に行う必要があろう［武蔵野市、2003 a］。


（小野公一）

引用・参考文献

秋田県　2005『平成16年版　次世代育成支援行動計画』

朝日新聞　2005「少子化対策、子供3人以上で優待カード　石川県知事表明」一月一五日

朝日新聞　2006 a「子育て支援　受注の近道」二月四日（福岡版）

朝日新聞　2006 b「フランスなぜ『子だくさん』？」二月一五日

朝日新聞　2006 c「3人目どうします？」二月二六日

兵庫県ヒューマンケア研究機構　家庭問題研究所　2003『地域における子育て支援についての調査研究報告書』

こども未来財団　2006「子育て費用と負担感」『労働と経済』第1424号　61 p.

毎日新聞　2006「〈人口動態統計〉'06年の出生率上昇1年振り？」（http://headlines.yahoo.co.jp/hl?a=20061221-00000149-mai-soci）2006.12.21.

増田雅暢（内閣府参事官）2004「少子化対策に関するこれまでの取り組みと今後」（http://www.cao.go.jp/）2004.11.09.

武蔵野市　2003 a『武蔵野市における男女共同参画社会の実現に向けて　武蔵野市女性行動計画推進市民会議報告書　第5期』

武蔵野市　2003 b「平成14年度　武蔵野市男女共同参画に関する意識調査」

内閣府　2004「平成一六年度　少子化対策に関する子育て女性の意識調査」『労働と経済』第1419号 54-56 p.

内閣府共生社会政策統括官　2005「平成一六年度　少子化対策に関する子育て女性の意識調査」『少子化対策・高齢社会対策』（http://www8.cao.go.jp/shoushi/cyousa/cyousa.html）2006.02.22.

中村艶子　1998「女性のキャリアと育児」『日本労務学会第28回全国大会研究報告論集』61-67 p.

日本経済新聞　2003「ＮＰＯ、病児保育サポート」一〇月一七日夕刊

日本労働研究機構　2003『育児休業制度に関する調査研究報告書』日本労働研究機構
西日本新聞　2006「働く母を支援」一月二七日
大沢真理　2002『21世紀の女性政策と男女共同参画社会基本法』ぎょうせい
労働と経済　2005「子どもの教育にかかる費用と子育て時間」『労働と経済』第1407号　31–39 p.
労働政策研究・研修機構　2006「仕事と生活の両立」『労働政策研究報告書』第64号
産経新聞　2004「「育児休業」10年後、父親の1割目標　少子化対策、新計画を承認」（http://www.sankei.co.jp/）2004.12.25.
新谷和代　2005「地域による子育て支援活動に参加して」『帝京大学　心理学紀要』第9号　37–51 p.
鈴木佐喜子　2005「今の子育てに大切なこと」『Labor Research Library』第5号　3-6 p.
東京都福祉保険局ホームページ　2006「高齢者いきいき事業事例集」第2集
鷲尾悦也　2006「高齢社会の到来」『Labor Research Library』第9号　2–4 p.
山村　文　2005「幼児を持つ母親の生活満足度とソーシャル・サポートの関連性について」『帝京大学　心理学紀要』第9号　73–92 p.
読売新聞　2006「ママ再就職の拠点」六月二一日

第6章　企業による支援や仕事の場における支援

1　はじめに

本書では、女性のメンタルヘルス阻害の多くの部分を、育児や介護にともなう家事時間による自己の精神生活時間の圧迫も含めたキャリア発達阻害の視点から捉えている。第4章・5章は、主として、家族内や地域社会、そして、国や地方自治体などの行政が、働く女性がより安心して働けるよう家事・育児の負担を軽くするためにどのようなことができるかを中心に述べている。

企業が働く女性のメンタルヘルスを考える時には、そのような子育てや介護などの家事負担への便宜だけが支援策ではない。女性が働くことは、働く女性の長い人生の、大きな部分であり、近年、出産・育児はその限られた一部でしかなくなりつつあり、もはや女性の一生を母であることで括ることはできない［船橋、1998］と言われており、働く女性の人生すなわち働く女性のキャリアにおける仕事の意味という視点で対応を考えないと、かなり偏ったものになってしまうように思える。

そうであるのならば、働く女性の人生という長期のスパンで成長感や達成感、満足感などの well–being を実現することや実現の可能性を感じられるようにすることが、働く人々のメンタルヘルスを向上させることになろう。キャリア発達とは、最終的に職業生活を終えるとき、もしくは、「人生を終えるときに楽しく働いて楽しく暮らして、楽しく生きてきたので皆様ありがとうございます、と言ってこの世の存在全てに感謝しながら亡くなる」［犬塚、2005］ようになることだとしたら、そのようなキャリア発達をたどれるような、職業生活を過ごせる施策を考えなければならない。そこでは第3章で見たようなメンタルヘルスを阻害するさまざまな要因（性別役割分業観に基づく昇進などの処遇、評価の差別、補助的な仕事しか与えないなどの差別的な仕事の割当・能力開発の機会や質の提供に関する差別などによるキャリア発達の阻害、子育て・家事役割の強要、セクシャル・ハラスメントなど）*を取り除かなければならない。

これらの中で、企業ができることのひとつは、キャリア発達の保障であろう。そこでは雇用機会均等法を遵守し、能力開発の機会を均等にするだけでなく、仕事の機会・挑戦の機会も公平に与えた上で評価も公平に行い、昇進機会も公平に与えることがキャリア発達の支援となる。

もうひとつは、そのような雇用機会均等法や憲法で定める男女平等の理念を浸透させることにより、女性に職場における〝二流市民〟意識を感じさせないことである。そこでは、当然のことながら男女差別を主眼にしたコース別雇用（人事）管理*や、正規社員・非正規社員の身分を理由にした同一労働同一賃金原則の無視などはあってはならないことになる。

そして最後のものは、育児・介護休業法などに代表される働く母親の働きやすさ支援である。

＊そのような実態に関しては、総務省［2002］の『男女共同参画社会に関する国際比較調査』に詳しい。一九八二年と二〇〇二年の比較では、賃金差別や補助的業務しかやらさない、などが5％近く減ったものの、昇進、昇格、正当な評価をしない、結婚・出産による勤務継続が困難、などは10％か、それ以上増えている。

＊近年、コース別雇用（人事）管理は衣を変え始めている例もある［労務行政研究所、2005 c］が、どこまで変わりつつあるのかは不明瞭である。

熊本産業保健推進センター［2001］の調査では、働く女性のストレスには、自分の健康や家事・育児、そして、介護だけでなく職場の人間関係も大きく関係し、QWLを構成する要素別の職務満足感にたいしては企業内のサポートがもっとも強く貢献することを示している。

そこで、この章では、キャリア発達の視点からそれらをいかに達成するのかという取り組みから、企業による働く女性のメンタルヘルス支援を考えていく。

2 キャリア発達

働く人々のキャリア発達の段階とキャリア発達を促進するものについて筆者は、アームストロング［Armstrong, 1995］のキャリア発達に関する説明を下敷きにして、**図1**のようなものを考えている。この図を基に考えれば、働く人々のキャリア発達は、入職前の成長期や入職直前からその後の二、三年の探索期には、非常に多くの刺激・支援を家庭や学校、そして社会から受けるわけであるが、入職以後は、主として企業の提供する能力開発のプログラムや自己啓発支援に頼らざるをえないことがわかる。そして、それらの公式的な能力開発の仕組み以外に、私的なキャリア発達援助であるメンタリングがある。さらに、新しい仕事・挑戦的な仕事の付与や責任の付加、異動なども、キャリア発達の機会としては、重要な役割を演じることになる。

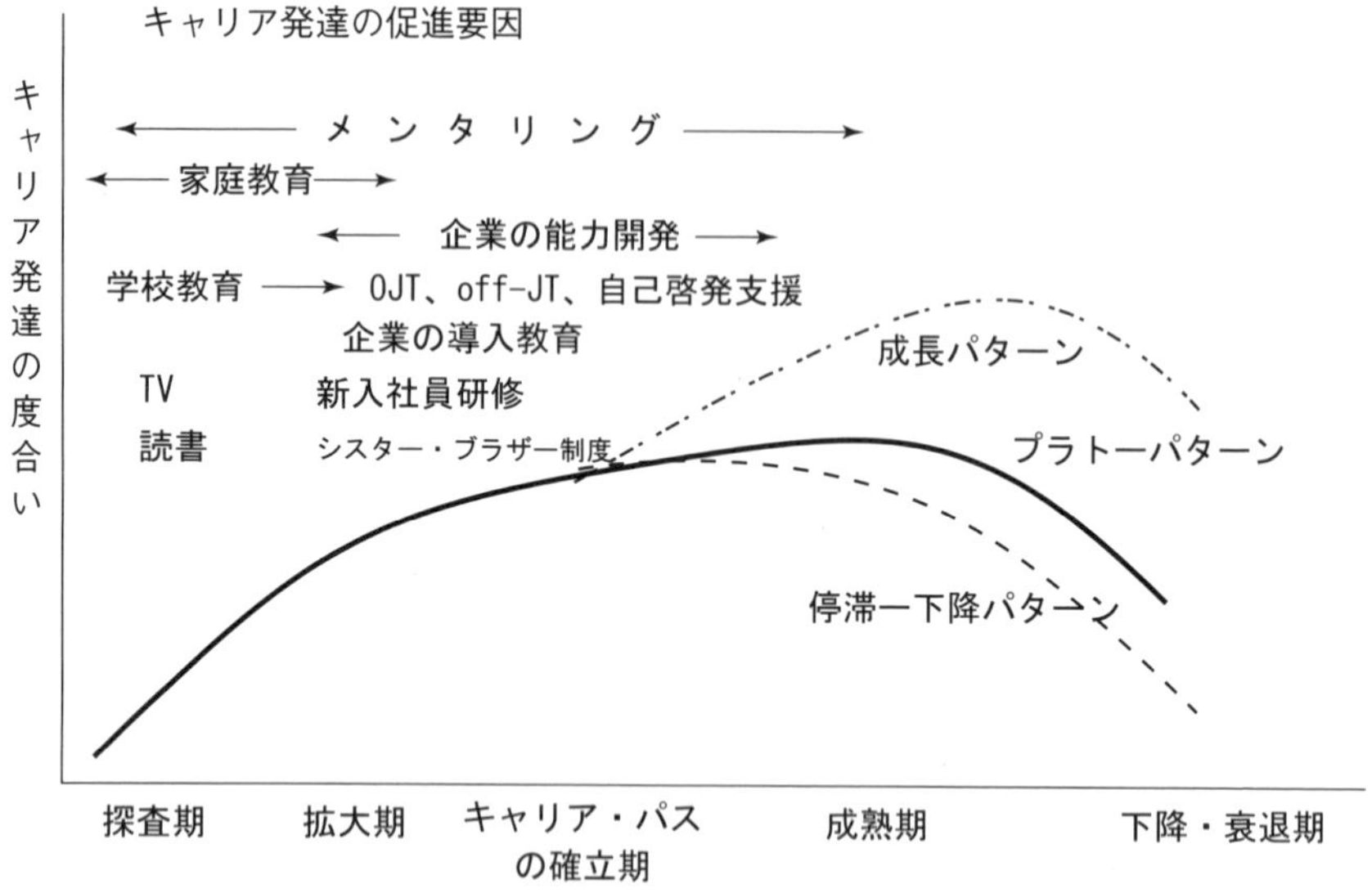

図1　キャリア発達段階と促進要因（[Armstrong, 1995] を参考に筆者作成、小野 [2003] より転載）

(1) 公式の能力開発と処遇

働く人々の職業的なキャリア発達、とりわけ就職後のそれは、多くの場合図1で見るように企業の能力開発やキャリア開発の施策に負うことが多い。そこでは、新入社員訓練から始まる階層別（年次別）訓練から始まり職能別の研修などoff－JTを中心としたものと日常業務の中でのOJT、そして自己啓発援助などがある。

雇用機会均等法は、企業の能力開発における男女差別を禁じており、off－JTの場面では、能力開発機会の差別的な状況は次第に減りつつある。しかしながら、一般職と基幹職としての総合職などのコース別人事制度を採用し、それによって能力開発機会や質・量に差をつけることは、第3章で見たように、未だ行われており、間接差別が現存していると言わざるをえない。また、そのような公式的な能力開発ではなく、OJTのように日常業務の中で行われるキャリア開発に関しては、上司である男性が、性別役割分業観や働く女性のステレオタイプにとらわれて、「女は訓練しても、（すぐやめるから、責任ある仕事につかないから、能力が劣るから、やる気がないから）仕方ない」として、女性の部下に対する指導の手を抜けば、差別が行われているのと同じ結果になる。

また、キャリア発達の促進のされ方は、そのような訓練や指導の形をとるだけではなく、どのように仕事（の意味）を与えるか、そして、結果をいかに評価し、それを伝えるかによっても異なる。逆に言えば、仕事の与え方、それに対するフィードバックのいかんによっては、キャリア発達の機会を女性から奪うことも可能である。

21世紀職業財団［2004］の「企業の女性活用と経営業績に関する調査」（対象四五五社）の報告書によれば、女性の活用は、規模が大きくなるほど進んでおり、質的基幹化は競争相手に対する業績の状況や成長率と正の相関を持ち、取組みの推進は競争相手に対する業績の状況と正の相関を持つことから、女性の基幹化を進めることや、女性社員の活用の取組みを進めることと、経営のパフォーマンスをあげることの間に密接な関係があることが示されており、女性社員の活用の取組みを進めることは費用という側面だけでなく投資という側面も持っている、としている。

その意味で、仕事の与え方や昇進において、性別役割分業観にとらわれないことは、働く女性の有能感や自己効力感を高め、メンタルヘルスを増進するだけでなく、組織へのコミットメントを増したり職務満足感を高めることに繋がり、キャリア発達を促進して、組織の有効性に大きな貢献をするであろう。逆に、働く女性の活用を排除することは、不活性化した人材を溜め込むというリスクを企業にもたらすことになる（だから非正規社員で良いのだという主張は、働く人々そのものをその組織から遠ざけることになり、これからの人手不足の時代に対応しきれなくなるように思える）。

具体的には、単に能力開発の機会を増やすだけでなく、次の囲み記事で見る損保ジャパンのように、参加意識を高めコミットメントをあげるために、自分たちの身の回りの課題に関するワーキンググループを作り、そこに問題発見や解決案の検討の機会を与え、それを実行に移させている例もある。このようなことを通して、仕事や仕事環境の改善のための意識付けをさせるというような試みは、とりわけ案を実行に移せるという状況は、有能感や効力感を実感させることにつながり、能力開発というだけではなくキャリア発達のベースを作るという意味でも、効果的かもしれない。

損保ジャパンのウィメンズコミッティ活動

損保ジャパンでは、二〇〇二年の三社合併を期に女性活躍推進活動の取組みを開始した。ウィメンズコミッティは、同年五月合併前に三社の首都圏の女性社員一六名で、女性の能力発揮・長期勤続の阻害要因の発見と具体的解決策の検討・実現を当面の目的として立ち上げられた活動である。

第一期の一年間は、社内の問題点をヒアリングやアンケートなどで拾い上げ、活躍を阻害する課題（①仕事と家庭の両立に関わる課題、②キャリアアップ・キャリア形成に関わる課題、③社員の意識など社内風土・意識に関する課題）を抽出した。この三つの課題ごとにグループに分かれ、解決案を策定し実行に移しつつある。

②については、ジョブチャレンジ制度（社内公募制）の拡大や仕事の幅を変えずに権限付与など仕事の縦への拡大を目指す、一般職の管理職創設などを「具体的解決策」としてあげている。これらの一部は、二〇〇四年度以降の第二期に持ち越されている。

また、二〇〇四年度は、全国への浸透をはかるために、各部店にキーパーソンとして全国ウィメンズコミッティを設置し各地区での独自の取組みを始めた。

資料出所：秋山典子［2004］

(2) 私的な能力開発・キャリア発達支援：メンターとメンタリング

off－JTや上司が部下を育てる手段としてのOJTは、企業による公式能力開発の施策である。その一方で、キャリア発達に大きな影響を持つものにメンターの存在やそれが提供するメンタリングがある。メンターやメンタリングは、すでに見たように、キャリア発達を通して職務満足感や全体的生活満足感などの働く人々のwell-beingに関係を持ち、メンタリングが、自尊感情や成功への期待*ともに強い関連を持つとの指摘［Marquardt & Loan, 2006］もあり、メンタルヘルスにとって重要な存在である。

次の囲み記事に示したメンタリングの分類表の後半部分は、わが国における小野の実証研究から導かれたものである。

*成功への期待は換言すれば、自己効力感としてもよいであろう。

メンタリングの分類

クラムのメンタリングの分類

1　キャリア機能
スポンサーシップ、コーチング、保護、表出、挑戦的な仕事の付与
2　心理・社会的機能
役割りモデル、カウンセリング、受容と承認（評価）、友情

小野のメンタリングの分類
1　キャリア機能
2　管理者的行動機能
3　情緒的機能
4　受容・承認機能（看護師では、尊重機能と評価機能に分かれる）

小野［2003］を参考に作成

筆者と西村［小野・西村、1999］による大手小売店に女性販売職や卸売り企業の正社員を対象にした質問紙調査を基にしたパス解析は、メンタリングが職務満足感に直接的な影響を及ぼすことも示している。また、その後に実施された看護師を対象にした研究［小野、2006］も、第3章のパス解析図で見るように、メンタリングがキャリア発達やキャリア満足感を通して職務満足感に間接的に影響するだけでなく直接的にも影響を与え、最終的には、全体的生活満足感を経て生きがいにも影響を及ぼすことを示している。さらに言えば、支援者がいること自体が満足につながるという面も忘れてはならない。

このように、キャリア発達は、キャリア満足感や職務満足感などの満足感だけでなく、人生そのものの評価に関わる要因（生きがいなど）に影響を及ぼし、メンタルヘルス上重要な意味を持つことがわかる。そこに、メンタリングも大きな影響を持つのである。

同じ調査によれば看護師のキャリア発達に貢献しているものとして認知されているものは、メンタリング、ＯＪＴ、院外の研修などである。管理者的行動機能は、ある面でＯＪＴそのものであり、メンタリングとＯＪＴの関連は深いことがわかる。

このように見てくると、メンターである上司や先輩などの職場の人間の存在や支援が、さまざまな満足感にも大きな影響を持っていることがわかる。企業には、そのようなメンタリングやサポートの提供の場としての職場作り・職場の雰囲気作りを中心とした企業文化の創造が求められることになる。その第一歩は、メンバーのキャリア発達がどのように企業の存続や発展に影響を与えるかということを確認し、メンターによるキャリア発達支援を組織の共通の価値観すなわち文化にすることを、組織のトップが、企業の方針として明示するところから始まるであろう。

その次に、上司や先輩の立場にある人がメンターになろうと動機づけられるようにすることが大事である。教師、モデル、支持者、助言者や保護者などとみなされるコーチや触媒のような人（まさにメンターである）* とされる近年の管理者は、従業員の能力の進展、成長と well-being に責任を持つ［Marquardt & Loan, 2006］ので、部下や組織のメンバーのキャリア発達への貢献をどのように評価するかということが重要な鍵になり、人事考課

＊（　）内は筆者

にそれをどのように反映させるかという検討が必要になろう。

基本的には、メンターやメンタリングは公式的な制度ではありえないので、組織風土の問題として、メンターを生み出しやすい風土作りを組織として考えていく必要があろう。

［メンターシップ］：メンターのあるべき態度・行動

・メンタリングとは、プロトジーのための行為ではない。それゆえ恩に着せるのは筋違いである。

・メンター自身の利益を自覚することが大切である。

①自己知識などの再整理や再学習の機会

②自己の成長とその確認

③プロトジーの成長を見る喜び

④他者からの承認と賞賛

⑤その他の見返り：現実的な逆支援（プロトジーからの情報提供やお手伝い・忠誠）や公的な評価

・プロトジーに一個人としての敬意を払い、対等に接しなければならない。

小野［2003］に基づいて作成

メンターとプロトジーが同じ職場の上司と部下の関係であるとき、どこまでが上司としての育成責任かという線引きが難しくなるところでもあり、部下から「面倒見が悪い上司」とか「何にも教えてくれない無能な上司」という反応を引き起こしかねない危険性を持っていることも、仕事ストレスの面では考えておかなければならない。情報提供や、挑戦・勉強の場、機会、時間の提供のような間接支援でも良いことを認識しておけば、誰でもできる支援ということができよう。特に女性の場合、キャリアモデルとして女性の上司が機能し、部下や後輩にキャリアの道筋を示し安心して働き続ける意欲をわかせるという面をメンタリングが持つことを忘れてはならない。

【事例1】

九州の大学附属病院の四〇歳代の婦長*は、メンターについて以下のように語っている。

手術室の副婦長の頃、当時の看護副部長に、よく学会発表の論文をみてもらって認めてもらった。手術部は特殊だと思うんですけれど、それをわかってくれる上司は少なくて。そういうところで共感があった。

当時は、二番目の子ができて落着いた頃だったんですが、婦長になるべきか、手術室のスペシャリストになるべきか、子供が成長してきて家のことが気になるしということで、先が見えなくて鬱積していた。その時、その副看護部長に出会って「あなた

＊ヒアリング当時は師長ではなく婦長だった。

は、将来、これからのことが見えていないんじゃないか」と指摘され、そうだと思って、通信教育を始めた。清瀬の看護研修所にいくことも勧められた。そして、研修所から帰ってから二年目で婦長になった。

（小野［2000］より転載）

事例1のように、ある面で特殊な職場経験を共有するという共感をベースに、日常の業務以外のところでもキャリア発達支援をし、さらに、相手の私生活も含めた日常をよくみて、次のステップへの気付きを与えたり、方向づけをするようなキャリア・カウンセリングも、上司としては大切なメンタリングである。また、そのように〝良く見守ってくれる〟上司がいるということの安心感が、メンタルヘルスの向上に役立つことは言うまでもない。

【事例2】

東北地方の大きな病院の看護副部長（五〇歳代　既婚）はメンターについて以下のように語っていた。

私はメンターに恵まれていた。メンターは、看護部長クラスで、卒業してすぐはいった師長さんは三年後に看護部長になった。

三〇ちょっとで係長になって、仕事を与えられてきた。そのときは、それはいやだったんだけれども、自分が学習しなければならない分野・課題だったので、がんばって取り組んだ。ほんとうにめぐまれていたと思います。直属の師長が看護部長になったので、そこから役割もきちんと与えられて、それを返さなければいけないので……。それから、県の看護協会の仕事もして、その協会長からも仕事を与えられて、その時もいやだった。なんで私がこんなにいっぱいと。そうばかりもいっていられないので、…取り組んで…自分の勉強にもなった。

後はスタッフですね。スタッフから教えられることは沢山ある。係長の時代スタッフがいやなことをストレートに言ってくれたので、師長になったときはそういうことをしなければよいのだと思ってやった。

最初の師長に認められて、その人が師長のときは、認めてくれて・ほめてくれた。一年の研修に出してくれた。ほめられると心地よいという認識をしたのは始めて。そうなると、人間頑張るんですね。

（最初の師長に認められたのは、）一生懸命働いたためだと思います。そして、きっと、認められたいと思っていた。そのころは、看護専門学校の実習時代に先輩ナースの後ろを見て、（当時は、三年次生になれば、実践面では、ナースみたいだった、就職して二、三週間で一人前になる時代だった。）早く、責任を持って仕事をし、一人前になりたい、リーダーの仕事をしたいと思って仕事をしていたのを認めてくれた。

「患者さん、家族がこういうこと言ってたよ」といってくれたのが嬉しかったですね。ホンの些細な一言ですけど。

（小野の二〇〇五年の面接調査）

また、事例2のように、いつも相手を見て、次々に課題を与えながら、その仕事を認める（きちんと評価し、それを伝える）ことも、キャリア発達を促進する上では、大切である。その際、大事なことは、相手が自己のキャリア発達を追求する意欲の強さである。この事例のように、一生懸命働く姿を見せてアピールできる人に、さまざまな支援が集まりやすいというのも、多くの面接調査の中で明らかになっている。その意味では、プロトジーシップ*もまた重要な鍵となる。

3　間接性差別への対応

第3章で見たように二〇〇三年の国連・女性差別撤廃委員会CEDAW第二九会期では、日本への勧告の主要なテーマは、間接差別への対処であったとされている［朝倉、2004］。間接性差別の表れであると思われるコース別人事制度やパートタイマー、配置や能力開発の制約、セクシャル・ハラスメントなどは、直接的にキャリア形成のための機会や手段へのアクセスを妨げているだけでなく、職業意識形成の阻害、自己否定なども含めて、女性のキャリア発達やメンタルヘルスを著しく阻害していると思われるので、ここではそれらの点についてもふれていきたい。なお、これらの諸点は、雇用機会均等法などとも密接に関係することは言うまでもない。

プロトジーシップ
プロトジーが支援を受ける側として心得ておかねばならないこと。例えば積極的に学ぼうという自己啓発意欲を示したり、支援を受けていることに対して感謝の意を示したりするような態度や行動のこと［小野、2003］。

(1) コース別雇用管理制度＊

平成一六年七月発表の厚生労働省［2004］の「コース別雇用管理制度の実施状況と指導状況」によれば、同制度導入企業の中で総合職に占める女性の割合は3.0％に過ぎず、その割合が10％未満の企業が、約九割に達している（そのうち、女性総合職0％は21.6％）。これらの中で、明らかに均等法に違反していたのは5.5％で、コースを男女別に設定したり、コースの振り分けを男女別にしたり、総合職を男性のみにする慣行を持っているなどであり、それ以外に指導を受けた企業も10.2％ある。さらに、法制上の違反ではなくても人事制度の適正化や明確化、ポジティブアクションを行うよう助言を受けた企業は92.8％にのぼると述べられている。一九八五年の雇用機会均等法を受けてこの制度が定着し全盛期を迎えて以降二〇年近くたち、その間多くの女性がこれら企業に採用されているにもかかわらず、現在でも、この人事制度によって、女性の活躍が制限され男並みの処遇が受けられないという不利な状況に女性がおかれている現状は、典型的に間接性差別が行われているとされても仕方ないであろう。

企業が働く女性のメンタルヘルスを考えるのならば、「あなたたちは、わが社では基幹的人材ではない」という烙印を押すことになるこのような制度やそれに基づく処遇は、働く女性を〝ひと〟として貶め、仕事の中での能力発揮や成長を著しく損なっているという認識に立つことが必要である。そのひとつの対応が前述の厚生労働省発表の中にもあるよ

＊今まで見てきたように、この制度は、文献や調査により、コース別人事制度やコース別雇用管理制度と表記されているが、本書では同一のものとして考えており、表現は出典にしたがうことにした。

うに、単純な二分ではなく、定型業務を行う一般職に、専門職や現業職、総合職に準ずるが転居をともなう転勤のない中間職、エリア内なら転居をともなう転勤のある準総合職などの区分を設けたり、コースの転換制度を導入している企業も少なくないことである。しかし、一般職から総合職に関して、平成一三年から三年間毎年実績がある企業は一割に満たない。このように、働く女性に不利な状況を緩和すると思われる変化が見られるが、その一方で、一般職のやる気を引き出すために総合職に一本化したり、仕事の内容ではなく転勤の有無でコースの区切りをつけ従来の一般職など女性が多数を占める層から管理職に昇進させるなどの見直しを進める企業も三割近くある［日本経済新聞、2005］。

このように間接差別の代表例のようなコース別人事管理は、さまざまな形で変容を遂げているが、根幹に働く女性も男性と同様働く人々であるという理念がないとうまくいかないであろう。その一方で働く女性の側にも長い間の〝女性〟の働き方やキャリアに関するステレオタイプが残っており、育児や家事への志向性が仕事へのそれに比して高かったり（それは決して悪いことではないが、女性が抱え込むべき筋合いのものでもない）、責任を取ろうとしなかったり（男性だって取りたくない人は多いのであるが、無理やり取らされる）する人もおり、男性に比してニーズはかなり多様であると思われ、一概に差別的な管理制度をはずしたからといって、一気に働く女性の満足感が高まったり、仕事に動機づけられたり、キャリア発達志向が高まったりするとは言えなそうである。そこでは、人事部門や管理者だけでなく一般の女性も含めた、息の長い検討会や学習の機会が必要となろう。

同時に、企業の方針を一般の働く人々の前に映す鏡である管理職も、コース別の人事管理が、働く女性を貶め仕事への積極的な姿勢を著しく損なう危険性を持つことを認識し、日常的な仕事の場での管理方法を見直していくことが求められるとしてよいであろう。

(2) 非正規社員の処遇

近年働き方の多様化・雇用形態の多様化ということが叫ばれているが、実質的には、非正規社員としての働く女性が膨れ上がり、その中での多様化がはかられているに過ぎない部分も少なくない。このような非正社員の拡大は、人件費の低減化と変動費化［平田、2004］という言葉で端的に説明され、非常用労働者の雇用理由［日本人事行政研究所、2004］を見ると、派遣社員は「フレッキシブルな雇用調整」、契約社員は「専門業務への対応」、パートタイマーは「総人件費抑制」、アルバイトは「フレッキシブルな雇用調整」、再雇用は「高齢者の雇用対策」と「専門業務への対応」がほぼ同じというようになっており、それを裏付けている。

第3章で見たように、一般労働者とパートタイマー労働者の賃金格差は非常に大きい。その一方で、人件費を抑制することを主因にした正社員削減と非正規従業員による補充などの流れが定着し、その結果、パートタイマーが正社員の仕事を担うことが増え［労務行政研究所、2004 b］、仕事は同じでも賃金その他の処遇に大きな差異があるという現象が加速化されつつある。現実に、アイデム［2005］の二〇〇五年の調査では、「同じ仕事で責任の程度も同じ」仕事を与えているとした会社が14.9％あり、そのように感じているパートタイマーは16.6％にのぼることが**図2**で示されている。「同じ仕事だが責任の程度は異なる」も合わせれば企業の回答は50％を超える。後者は、人によって「同じ仕事をしている」と感じることも少なくないはずである。このような状況は著しく、不公平感を助長することになっても不思議ではない。

同調査の自由回答では「待遇面を考えてほしいと思います。正社員と同じ仕事や、正社員よりも仕事をたくさんしているときもあるのに、給料が半分以下なのはおかしいと思います。」とか「パートタイマー・アルバイトは拘束時間が正社員と違うだけで、それ以上でも以下でもないと思います。したがって、仕事、責任、賃金において、正社員と同等に考えてもらいたいです。長時間働いているからといって、必ずしも質の高い仕事が出来るわけではない。」というような意見に代表されるシビアーな反応が出てきている。また、「責任感を持たないで『パートだから』と言い訳をする人が多いが、時間は短くても仕事はきちんとしなければいけないと思います。会社も、雑用はパートタイマーという意識が強いが、任される仕事の責任が重いほど、反対にしっかり仕事をしていくのではないかと思います」というように、責任をともなう仕事への訴求も少なくない。

そこでは、かつてのパート＝単純労働・雑用と、パートタイマーと正規社員の仕事は同等への流れの二つが混在していることがうかがえる。しかし、業界によって働く人々のうち非正規社員が正社員をはるかに上回る業態もあり、非正規社員、とりわけ、その大部分

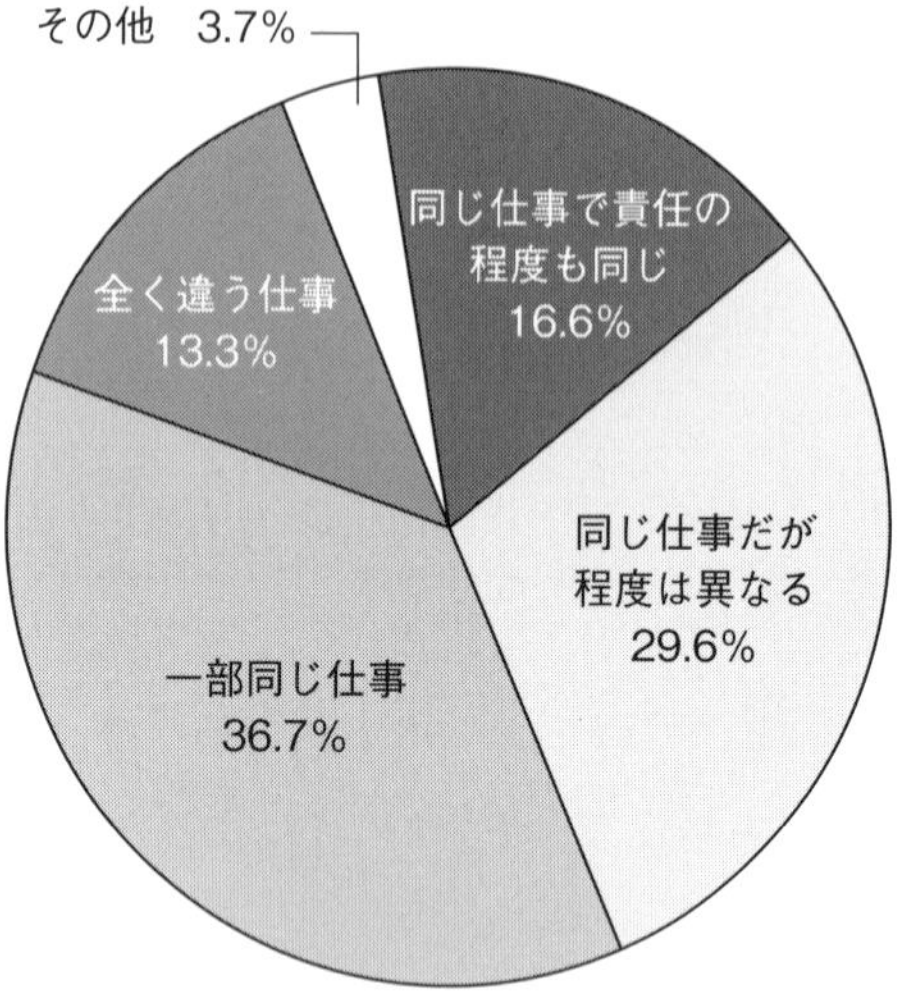

図２　正社員と比較した働き方［アイデム、2005］

を占めるパートタイマーの戦力化がはかられている。

次にあげる事例3は、産業医である荒木［2004］の『働く女性たちのウエルネスブック』に掲載されているものであるが、まさに家族のために退職し、その後復職したものの、与えられる仕事は簡単なものばかりでやりがいもなく、正社員と比べて処遇にも差がありすぎるなど、仕事でも処遇でも二流市民を自覚させられ、なおかつ、仕事を中断し現在もフルタイムで働けない原因でもある家族からも疎外され、アルコールに逃避している例である。

【事例3】

マサミさん、四二歳。銀行の事務のパートをしています。子育てのため、一度退職し、子供が大きくなったので、パートとして復帰しました。週三回の仕事ですが、税金の控除を考え、働く日数を調整してきました。家では夫は多忙、子どもも思春期で話もしてくれません。会社がない日は、家族が出かけてから、お酒を飲むようになり、だんだん止められなくなってきました。家族が様子がおかしいことに気づき、病院に連れていき、アルコール依存症、肝機能障害と診断されました。

マサミさんは、最初は内科を受診しましたが、アルコール専門病院を紹介されました。そこでは精神科医とカウンセラーが治療を行っています。断酒が必要なことを説明され、家には全くお酒を置いてはいけない、といわれました。カウンセラーと話すうちに、夫や子供との会話がなく、強い孤独感に陥っていたこと、銀行での仕事は正社員との格差が大きく、税金のことを考えてセーブして働いているため、簡易業務に留まっており、仕事に何も興味がもてなくなっていることが明らかになってきました。厳しい経済情勢の中で、一緒に働いていたパート主婦が辞めさせられたことも、ストレスになっていました。夫は何度か一緒に受診し、妻の孤独感やパート労働について理解してくれるようになりました。最初は辛かった断酒ですが、だんだん飲まなくても平気でいられるようになってきました。パート労働法や年金制度が変わりつつあり、これからの働き方をよく考えてみよう、ということになりました。せっかく働くのだから、生きがいを持って働きたい、と考えるようになっています。

荒木［2004］より

このようなメンタルヘルス不全に、パートタイマーが陥りやすいことを、雇用する側やパートナーである配偶者は十分理解し、仕事の与え方や家庭内での接し方を、十分考慮する必要がある。少なくとも、この場合、マサミさんは、自分が被害者であるという意識を強く持っていることが見え隠れしており、そのような被害者意識を持たないような取り組みが必要である。そこでは、仕事そのものの内容では報えなくても、その仕事が全体に与える貢献度（なくてはならないものであること）をきちんと評価し、一人の人格をもった"ひと"として敬意を払い、相手の気持ちを受け入れるというような情緒的なサポートや感謝の気持ちの表出などが、職場の人間（上司・同僚）として必要となろう。

近年、労働力不足の影響もあり、パートタイマーから正社員への身分上の転換の促進や繁忙時間帯の時給の大幅アップ・福利厚生面の改善などがはかられている［日本経済新聞 2006 a／2006 b］。しかし、そのような処遇上の改善だけでなく、何よりも、やりがいのある仕事・成長の可能性のある仕事を通して、〝ひと〟として非正社員を処遇する姿勢が、経営者や正社員に求められている。少なくとも八割の正社員が、非正社員との「均等処遇」に賛成している［労働政策研究・研修機構、2006 b］という下地があるので、このような試みは、比較的スムーズに展開できる可能性が高い。また、労働条件を中心とした待遇改善を含めたこのような動きを継続するためには、パートタイマーの積極的な組合加入が不可欠であることは言うまでもない。

(3) セクシャル・ハラスメント

鐘ヶ江・広瀬［1994］は、セクシャル・ハラスメントの被害者がこうむる精神的・社会的ダメージを時間軸で分けて示しているが、要約すると**表1**のようになる。彼らは、職業上の地位への影響は、日本ではあまり大きくなく、対価型が少ないとしている。

セクシャル・ハラスメントが被害者のメンタルヘルスに及ぼす影響としては、被害者に自己否定感をもたらすだけでなく、しばしばＰＴＳＤ（心的外傷後ストレス障害）などの症状に苦しみ、失職することの危険におびえる［山田、2004］など、非常に大きなものがあると第3章で述べてきた。それ以外に企業の側として考えなければいけないのは、企業の側も加害者として裁判で被告に立たされ加害責任を認定されることが少なくない［21世

表１　セクシャル・ハラスメントの影響（［鐘ヶ江・広瀬、1994］を筆者が要約）

短期的影響：
　加害者への否定的感情　：軽蔑、不安感・恐怖感、怒り
　　→　人間関係の悪化
　自己への否定的感情：情けない

長期的影響：
　心身の影響：意欲の低下、コミットメントやモラールの低下
　　→　職場全体の業務遂行の低下

紀職業財団、2005]ことである。その範囲は、時間外に社外でひきおこされ[一杉、2001]、一見個人間の問題のようなことでも会社の責任が認められ損害賠償責任を負う［山田、2004］こともある。その結果、女性社員のモラールダウンを招いたり、職場のイメージを低下させたりする［山田、2004］こともあり、セクシャル・ハラスメント防止のための施策は企業のリスクマネジメントのひとつであることを十分認識することが重要であろう。

第3章で見たように、椋野［1998］は、「同質な男性中心の職場では、異なった価値観、生活を持ち、それに応じた働き方をする者に配慮してともに仕事を遂行する風土が形成されておらず、それが男性の間に、女性を同僚として尊重しない意識や性的な関心・欲求の対象としてみる意識を生じやすくしている。女性に対する性的嫌がらせ（セクシャル・ハラスメント）はそのような環境で起きやすいといわれている。」としている。

であるとすれば、男性社会である会社は、セクシャル・ハラスメントを防止するには、異文化として女性を受け入れるか、一人の働く〝ひと〟として女性を受け入れるか、いずれにせよ対等の個人として女性を受け入れる必要に迫られているとしてよいであろう。そうすれば、何を相手が〝嫌がっている〟のかということに敏感になり、「黙っているから、表面的に笑っているから、（そのような言動を）やってもよい（嫌がっていない）と思った」などという弁解は通用しないことを理解できるようになるであろう。

では、どのような対応が企業に求められているのであろうか。厚生労働省のホームページ「あなたの会社のセクシャル・ハラスメント防止対策は万全ですか？」や『Q＆Aセクシャル・ハラスメントストーカー規制法解説第2版』[山田、2004]、「二〇〇一年度女性雇用管理基本調査」[厚生労働省、2002]などをもとにまとめてみると、苦情処理制度、相談室の設置や相談員制度、ホットラインの設置、職場でのミーティング、啓蒙・啓発活動(社内報、パンフレット、朝礼、社内LANの掲示板など)、セクシャル・ハラスメント防止マニュアル、セクシャル・ハラスメント研修会や管理職研修、セクシャル・ハラスメントに関するアンケート、就業規則やセクシャル・ハラスメント防止規程などがあげられる。

基本的には、経営者が、セクシャル・ハラスメント防止に関する理念を明示し、それを受けて従業員にどのような形で示しているかにかかってくるように思えるので、啓蒙・啓発活動を、単なるお題目にするのか、実践綱領として浸透させるのか、どのように展開するのかが鍵を握る部分も少なくない。被害にあっていない働く女性であっても、規程類や広報活動を通して会社の方針が明確にされれば、安心して仕事ができる水準は高まる。その一方で、現実の運用としては、相談や苦情への対応が、直接被害にさらされている働く女性のメンタルヘルスの上からは課題となるであろう。その場合の相談員に関しては、誰が担当するのか、女性、男性、女性の管理職、人事スタッフなどかなり検討の要があるところである。厚生労働省[2002]の「二〇〇一年度　女性雇用管理基本調査」では人事スタッフの関与が大きいが、そのことが相談者の将来に影響を及ぼすと認知されれば、相談しにくさを増すことになる。その点人事部門が直接関与しない相談室やホットラインに関しては、安心感が大きい。特に、ホットライン方式で、外部委託として専門家につなげるところでは、安心して相談できるという意味では効果があるが、事後の処理は、社内の状況がわからないと困難という面もあるので、役割分担の明示や使い分けが必要となりそうである。また、外部委託の費用面でハンディの大きな中小企業に関しては、公的な機関の利用しやすさと対応の迅速さが求められる部分も大きいように思える。

セクシャル・ハラスメントは、それを受けた側の人格を否定しているところから出発しているが、ハラスメントを行うほうは、そのように思っていないという両者の認識のギャップの大きさが、セクシャル・ハラスメント行為によるダメージだけでなくさらに人間関係を悪化させるという問題をはらんでいる。そのため、何がセクシャル・ハラスメント行為に該当するのかということを周知し、それを禁ずることも大切であるが、それが相手の人格を貶め否定し、メンタルヘルスを阻害することにつながり、また、それに気づかないことが、人間関係を悪化させることをきちんと理解させることが、非常に重要になる。

そしてその結果が図3に見るように、配置転換をともなうような結果や、メンタルヘルスに関するサポートを必要としたり、一方を退社に追い込んだり、というように働く人々にとって非常に重い事態を引き起こしていることを周知することも、セクシャル・ハラスメント防止の上では、有効な手段であるように思える。

その意味で、「女性だけがお茶くみ慣行は女性差別の現われで、その意味では、セクシャル・ハラスメントと同根である。」〔職場の女性問題研究会（編）、2003〕との指摘は、十分に心しなければならないものである。

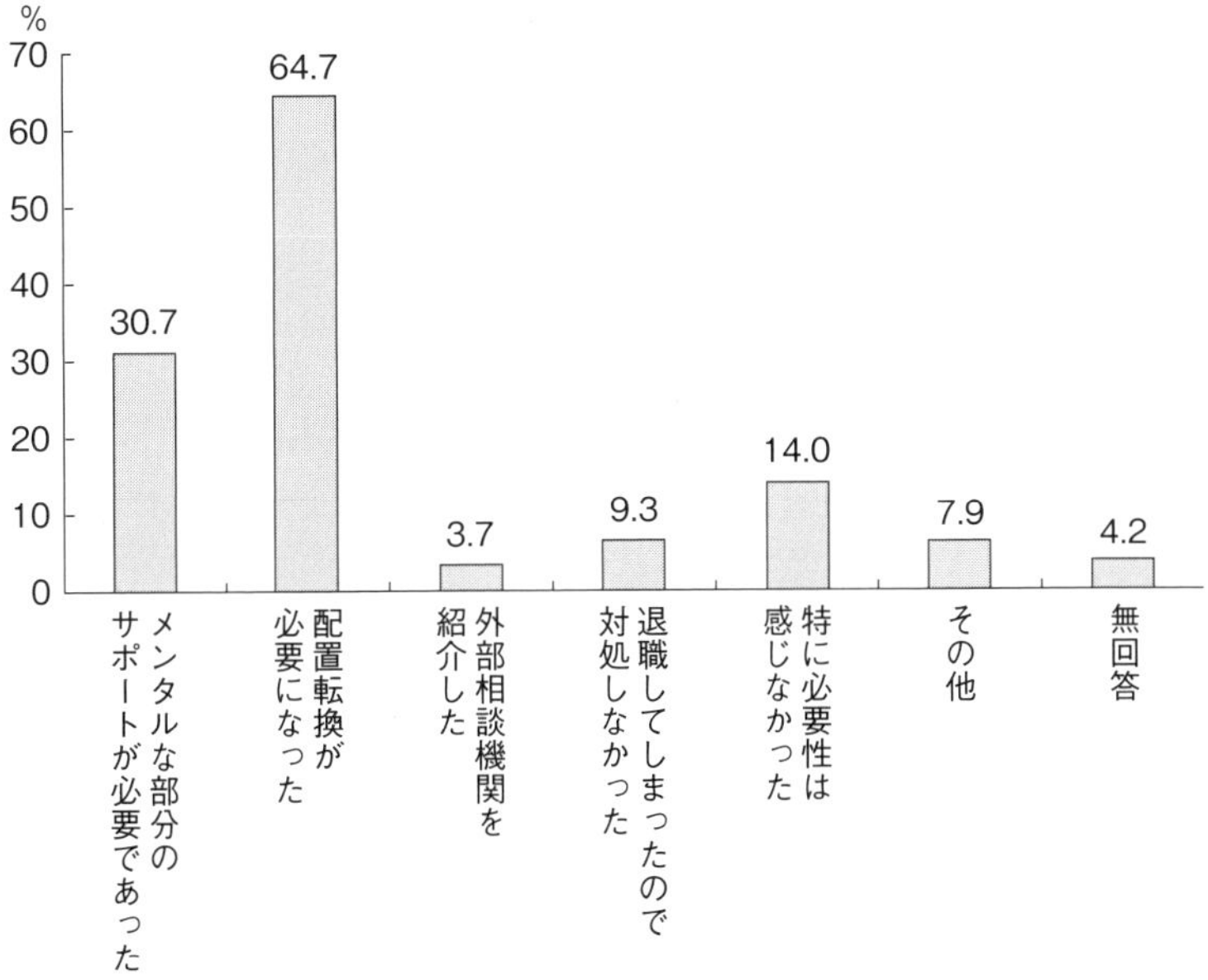

図3　被害者（加害者）に対する支援・対処別企業割合（MA）［21世紀職業財団、2004］

なお、付言すれば、セクシャル・ハラスメントは男性→女性ばかりではなく、その逆もありうる。「相手が嫌がること」がセクシャル・ハラスメントであるのならば、「おばさん」の逆の「おじさん」、「おじん」、さらにいえば、「デブ」、「はげ」、「男の癖に」も立派なセクシャル・ハラスメントであることを認識することも必要である。今後、女性の管理者が増えれば、パワー・ハラスメントと区別のつかないセクシャル・ハラスメント（被害者の認知の問題であるので）が、話題になる可能性は大いにある。

(4) このような差別をもたらすもの—第3章再考—

先に見たように、働く女性の処遇が男性に比して低いことに対して、「男女では、おおむねついている職種が異なる」ので、仕方がない（「平成一三年度女性雇用管理基本調査」）とする考え方もあるが、その根底にあるのは、男の方が職業的な能力が高いという一方的な思い込みや、女性は男性の補助的業務を担うべきという性別役割分業観や、技術の習熟に時間を要する作業や筋肉労働さらには意思決定の必要な専門性の高い職務などの基幹業を担うのは、男性であるとする考え方である。

能力の論議を見れば、一人ひとりの能力は、馬場［1982］の文献研究に見るように、性差はほとんどない（女性が優れているものもある）わけであり、働く人々の個別の職務遂行能力をいかに客観的公平に評価するのかという問題に過ぎないように思われる。

男女の間の処遇に関する差を付けることが無意味化されてきた時代に、それでも、性に基づいて差別され、女性が、自己の職業キャリアを進展させることにハンディを負わされることは、女性のメンタルヘルスを著しく阻害することになるであろう。

それらを払拭するには、所属する全メンバー（男女とも）に男女平等という基本的な人権意識をきちんと理解・浸透させ、ステレオタイプによらない能力や業績・成果の正当な評価を行うことが必要であり、それを、企業や社会が当然のこととして行わなければならない。女性の労働力率の変化を見ていくと、二〇歳代後半や三〇歳代前半の労働力率の向上が続いている。それは正社員の地位を失いたくない二〇歳代・三〇歳代の女性の増加の表れとも見ることができるし、晩婚化はそれと軌を一にしているようにも見える。そのような中では、女性にとって、職業生活は重要な人生の部分となっており、そこでは、能力を伸長させ、自律的に職務を遂行することが、メンタルヘルスを維持し向上させることになる。そのような意味で、男女を問わず、正当な評価に基づく処遇が、絶対に必要となる。

おそらく、この点に関して、現実の企業場面の問題として最後に提示されるのは、「では、女性が、責任を全うすべく長時間労働を行いえるのか（長時間の労働によって責任を果たしている）」という論議であろう。確かに、既婚女性の場合、育児も含めた家庭責任を持つとすれば、長時間労働は基本的に難しいし、子育ての中では、病気なども含め、かなり勤務時間を変則的にせざるをえないのは事実である。ただし、これは「家庭責任は女性にある」、「男性の（週四〇時間を越えた時間外労働を前提にした）長時間労働は当然である」ということが前提になっている。そのような価値観を各企業がその活動の中でいかに修正していくのかが問われているであろう。太田［2006］は、中国や台湾での聞き取り調査を元に、大企業の中枢に女性の部長や課長がいることが珍しくなく、彼女らが男性と対等に働ける一番大きな理由は残業が少ないことのようだとし、それに比して日本では、労働時間と仕事の成果が比例するといった工業化社会の常識が残っており、家事や育児の負担の多い女性は、仕事で活躍するという選択肢がはじめから与えられていなかったのではないかとしている。

最低限、法の遵守を貫徹するだけでも、時間的な余裕をもたらし働く女性の精神世界の拡大やそこにおける成長は大きくなり、メンタルヘルスの促進がはかれるであろう。男性にとっても子どもと関わることで、新たな関係を構築することを通して自己の成長ははかれることになる［新谷、2005］。その意味で、男女を問わず働く人々が働き方を変えることが、ある面で、男女の処遇上の格差をなくす道となろう。

4　働く母親支援とファミリーフレンドリー

前の項では、間接性差別の存在について述べた。それらの多くのものは、能力開発や配置などの処遇を通したキャリア発達やメンタルヘルスの阻害につながるものである。本書の3章以降で見たジェンダーに基づく家事・育児の負担、特に、働く女性が多くの時間をとられることが想定される育児や介護、そして、子どもの病気への対応については、二〇〇五年施行の改正育児・介護休業法があるものの、メンタルヘルスや心身の負担感・疲労感などを払拭するという面からは、未だその対応は充分でないように思われる。

(1) 雇用機会均等法と改正育児・介護休業法をめぐる現状

① 改正育児・介護休業法と出産・育児にともなう休業

東京都王子労政事務所［1999］の調査によれば出産・育児・介護などに関して、勤務先に望むことは、**図4**のように職場の仲間の理解と支援体制が多く、次いで上司の理解であり、職場の人的な支援（理解も含めた）が最も要求されており、働く女性では、短時間勤務や休暇の取りやすさも高い値を示している。

次に「平成一六年度　女性雇用管理基本調査」（厚生労働省ホームページ）のデータを中心に見ていく。

産前・産後休業に関しては99.7％が規定を設けており、4％は「法律を上回る」としている（五〇〇人以上の事業所では27.3％で規模の大きいほどその割合は高い）。

また、産前産後休暇中の賃金は、「有給」が28.1％と平成九年度よりも7％強上昇したが、全額給付は52.8％にとどまっている。

また、産前・産後休暇がこの後の処遇にどのように影響するのかは、出産への抵抗感に大きな影響を与えるものと考えられるが、同調査によれば、「昇進・昇格の決定」、「昇給の決定」、「退職金の算定」について産前産後休業による不就業期間の取扱いを「特に決め

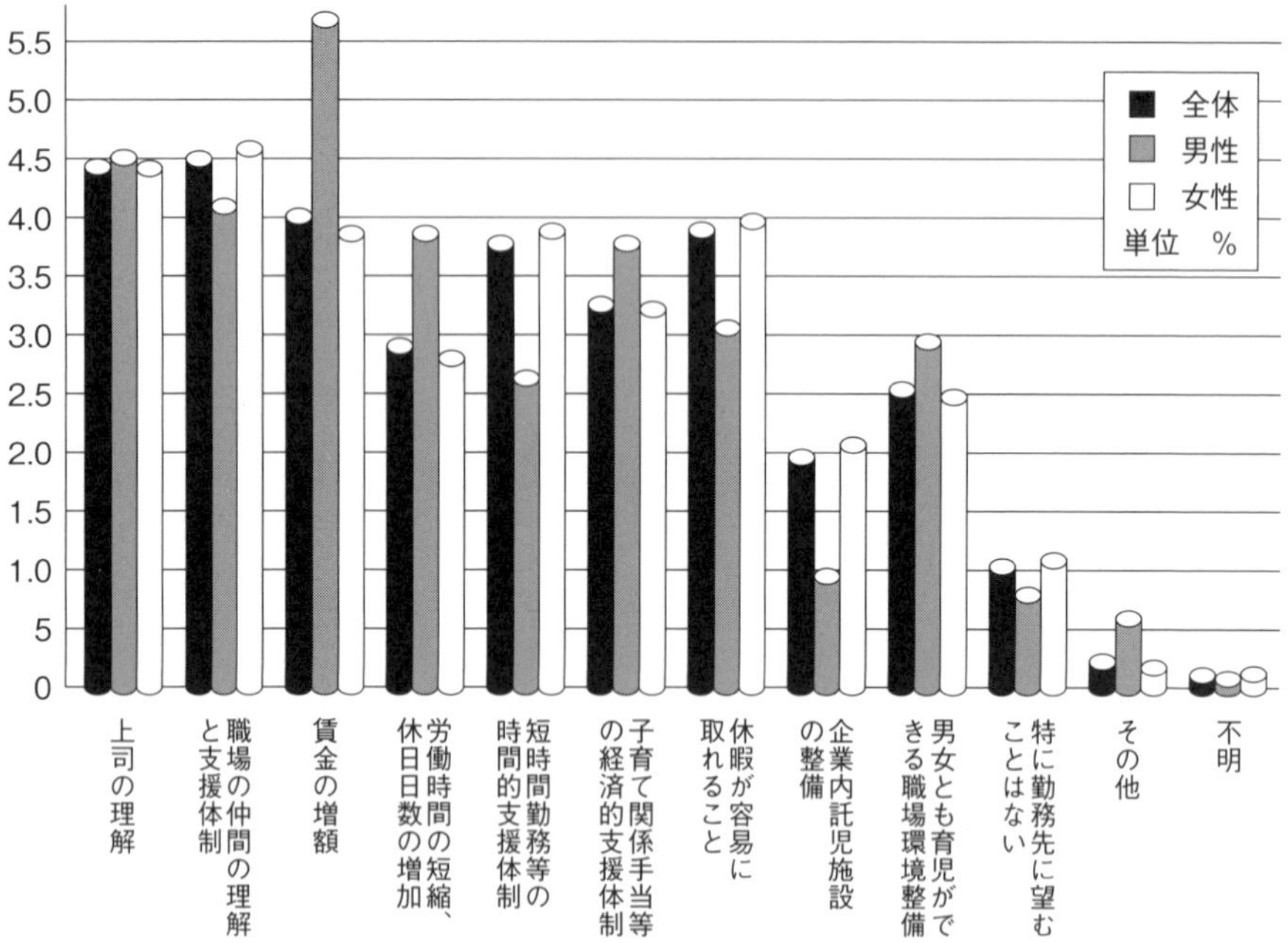

図 4　勤務先に望むこと［東京都王子労政事務所、1999］

ていない」とする事業所割合は、それぞれ半数前後を占めている。育児時間については、「昇進・昇格の決定」、「昇給の決定」、「退職金の算定」について育児時間による不就業期間の取扱いを「特に決めていない」とする事業所割合はそれぞれ半数以上を占める。

不就業期間の取扱いは、昇進のためにある期間内の人事考課の通算成績を用いるような場合には大きなハンディとなるので、評価の際はそれを除く必要があるであろうし、退職金の算定期間には就労期間として含めるような姿勢が望ましい。

育児時間の適用に関しては「女性のみ」が四分の三から六割強へ14％減少し、その分「男女とも」が増えている。

育児休業取得者の状況は、第5章で見たとおりで、圧倒的に女性が多い。

育児のための勤務時間の短縮などの措置を導入している事業所は41.9％で、具体的には、(1)短時間勤務制度、(2)フレックスタイム制、(3)始業・終業時刻の繰上げ・繰下げ、(4)所定外労働の免除、(5)事業所内託児施設の設置運営その他これに準ずる便宜の供与などがあり、事業所規模別に見ると、規模が大きいほど導入している事業所の割合が高くなっている。

当該措置を導入している事業所において、最長で子が何歳になるまで利用できるかについてみると、「小学校就学の始期に達するまで」以上としている事業所割合は、25.0％（平成一四年度18.9％）である。

今回の法改正の特徴のひとつである子の看護休暇制度がある事業所は26.5％と、平成一四年度10.3％より16.2％ポイント上昇した。事業所規模別に見ると、規模が大きいほど高く、平成一四年から一六年の間にいずれの規模でも大幅に導入率が高まっており、法の意味を物語っている。

② 介護休業

日経産業新聞［2006］は、21世紀職業財団の「継続就業女性の就労意識等に関するアンケート」をもとに、中高年者の雇用継続には介護が深刻な影響を与えており、介護問題を男女共に雇用を継続する上で大きな問題となっているが、それを理由として退職する割合は、女性6.6％、男性1.0％で、女性が圧倒的に多く、将来も増加が予想されるとしている。『平成一七年版　働く女性の実情』［2006］では、それを踏まえた上で、介護休業制度の法制化や介護保険法の指向などの諸制度が整備されなかった場合はもっと多くの離職者が出た可能性があるとし、法制度の整備が、働く女性の雇用継続に一定の役割を果たしたとしている。

なお、介護休業もそれを躊躇する原因のひとつに、職場に迷惑をかけるという理由がありそうであるが、「平成一七年度　女性雇用管理基本調査」結果概要によれば、同じ部門の他の社員で対応72.8％、社員の他から異動8.5％、新たに非正社員を代替要因として採用19.6％で、代替要因の採用は、まだ少なく、内部でのしわ寄せが大きいことがわかる。また、介護のための短時間勤務制度は90.4％、終・始業時間の繰上げ・繰下げ47.9％になっている。

(2) 育児休業を阻害する要因

日本労働研究機構［2004］の二〇〇三年三月の「育児と仕事の両立に関する調査*」によれば、男性の育児休業取得率は1.8％と低く、育児休業の取りやすさ（雰囲気）に関しても、男性は「どちらかといえば取りにくい」52.2％、女性は「どちらかといえば取りやすい」37.5％となっており、男性の抵抗感の大きさを物語っている。取りにくい理由は、男女とも70％以上が「職場が忙しい・人が足りない」であり、周囲への気兼ねが大きな要因になっているものと思われる。

また、利用しやすい条件としては**図5**のように、「保育園の入園時期に合わせられるよう一歳を超えての育児休業」55.0％、「育児可能者がいても育児休業が取れる」50.5％が半数を超え、「一歳になるまでの間数回に分けて」というものも少なくない。後の二つは、子どもが病気だったり、配偶者の体調などとの兼ね合いと思われるが、より取りやすい育児休業という意味では大きな意味があろう。

(3) 育児・介護休業法を超えた充実とファミリーフレンドリー

網野［2005］は、子育て支援に関して「日本においては子育てとは最も遠距離に位置していると思われている多くの企業、事業体が……」と述べ、従来、企業がこの分野での配慮を十分にしてこなかったことを指摘している。さらに、「とかく社会的親としての意識と自覚からは程遠い企業事業体の経営者、管理職者の関与が新たな共助の理念の再生の鍵を握るであろう。（略）家族責任と企業責任の両立をはかるさまざまな試みが、今後の共

*二七八一社回答　回答率13.9％

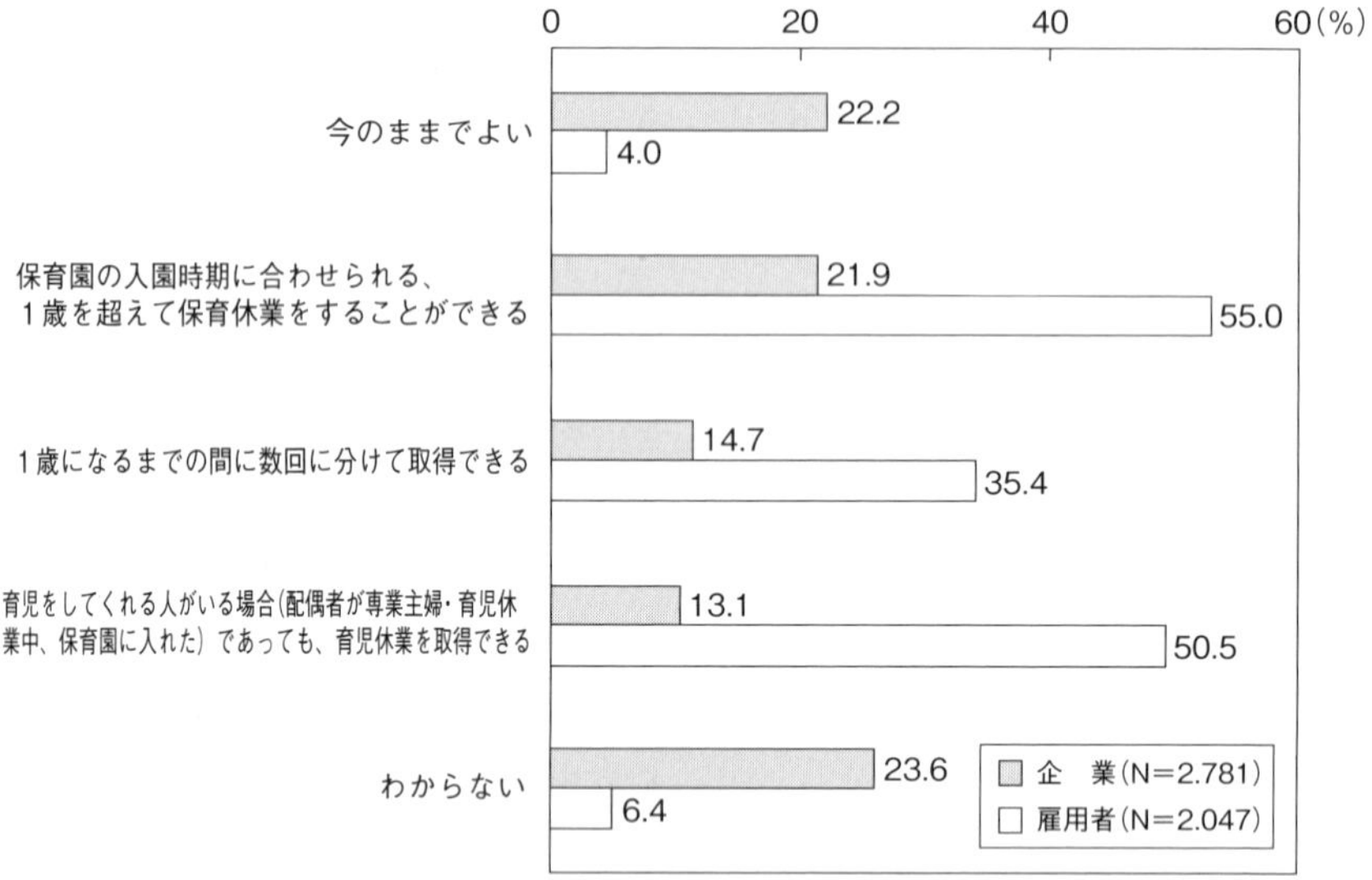

［注］ 1. 企業調査は「労働者のニーズとしてより利用しやすいと思う育児休業制度」について聞いている。
2. 企業調査は一回答、雇用者調査は複数回答である。
3. 「その他」「無回答」は表示を省略した。

図5　より利用しやすいと思う育児休業制度［日本労働研究機構、2004］

助づくりの試金石として問われ、また企業経営の将来にも深い影響を及ぼすものとして注目されてくるであろう。」とし、企業経営の視点からもこの部分への配慮が必要であることを説いている。

厚生労働省［2003］の「子育て支援策等に関する調査研究*」によれば、子育てをしながらの働く上での問題点としては、父親は、「子育てに十分時間を掛けられない」39.2％、「休みが取りにくい」・「残業が多い」各32.9％、「仕事と家事・育児の両立が難しい」25.2％、「急用が入った時柔軟な対応ができない」14.1％で、労働時間の長さと柔軟性の困難さが前面に出ている。また、育児休業取得はすでに見たように、男性ではほとんどない。それだけではなく、現在の長時間労働のもとでは、繰り返し述べているように、日常的に子どもの面倒を見る時間がないことを示している。

同調査の子育て優先度別に子育てから得られるものをみると、子育てを重視する父親（17.3％）では、「付き合いが広がる」54.4％、「子育て経験が仕事に生きた」53.1％など、仕事や自分を重視する父親や仕事と育児を両立とする父親よりも、父親自身の人生や仕事へのメリットをあげる割合が高い。つまりは、子育てを自分の人生にとってプラスに捉えていることがわかる。

第一生命経済研究所の調査［2003］でも、共働きの夫の39.6％が家族の病気の時に休みが取りにくいとしており（妻は49.0％）、労働時間に関する自己統制の幅のなさが大きな阻害要因となっている。

＊対象は、未就学児童を持つ父母一七六五世帯（父母ペアの回答）である。

日本経団連［2006］が加盟企業一〇七社を対象とした調査に二〇〇五年に実施した調査によれば、社員が労働時間を柔軟に選択できるように導入している施策（ＭＡ）としては、ほぼ全ての企業が何らかの施策を持っており、半日や時間単位の有給の取得26.9％、短時間勤務26.3％、フレックスタイム20.3％の順になっている。また、時間だけではなく、就労場所を配慮している企業も26.2％に上っており、大手企業では、十分かどうかは別として、それなりの対応がなされているとしてよいであろう。

このように見てくると、いかに労働時間の制約が大きいかが、働く人々の意識の上からもわかり、子育てしやすい労働環境は、労働時間の短さと自由度の高さに依存し、それがストレスを減じる大きな要因であることがわかる。

そのような状況を作り出すため国が定める以上の便宜をはかっている企業は、ファミリーフレンドリー企業と呼ばれ、前章で見たように、国はそれを顕彰する制度を設けている。平成一七年に表彰を受けた花王は、経済的な側面への配慮もなされ、実際の取得者が全員復職している点から見て、社内環境の整備も含め、かなり使い勝手の良い制度を作っているように思える。

ファミリーフレンドリーは、働く人々の職業的キャリア継続に取って非常に心強い支援であるが、企業にとってもメリットがあり、日本労働研究機構［2001］の「ファミリー・フレンドリーについての調査*」、を見ると、ファミリーフレンドリーを重視している企業（全体の49.6％）が、それを重視する理由は、社会的責任73.2％（従業員一千人以上85.7％）だ

＊回答上場一六五社。

けでなく、「モラール向上」65.2%や「人材確保」45.1%などが上位にあり、企業の利益に直接関わるものとしてとらえられていることがわかる。それ以外には、「仕事と家庭の両立が企業理念や企業イメージの向上する」などがあり、ファミリーフレンドリーは人事政策上の効果（優秀な人材の定着、生産性の向上）がある、としている。この効果は、「男女問わずある」が50%を超え、「主に女性に有効」45.5%を上回っている。

ファミリーフレンドリーのための施策としては、法を上回る休暇・休業制度、フレックスタイム制度、短時間勤務制度、始業・終業時刻の繰上げ・繰下げ、家庭の事情を配慮した人事運営、所定外労働の免除、育児・介護休業中の賃金の一部または全額支給、育児・介護の情報提供、育児・介護に要する経費の援助措置などがあげられている。

次に、「企業における子育て支援策」について、労務行政研究所［2005 a］の『労政時報』第三六五〇号に紹介されている事例を中心に見ていく。特に注がない限りは、以下の①～③は、同号の要約である。

①育児休業（法定一歳未満、保育所に希望してできない場合、予定していた保育者が養育困難になった場合は一歳六ヶ月、有期雇用者も可）

これについては、満三歳までとしているものや満二歳まで、一歳到達後の四月末まで（筆者のヒアリング調査では、慣らし保育もあるのでこちらのほうが良い）などがある。ただ現実には、実際の休業取得は、一年未満のことが多い。

また、現実に、子どもを託児施設に預けようにも待機児童の壁が厚く立ちはだかる例も少なくなく、さらには、二交代制の勤務などのために保育時間には収まらない例もある。資生堂は、待機児童の問題克服を目指して社内託児所を二〇〇三年から解説し[朝日新聞、2006 e]、トヨタは、午前七時半から午後六時半までの事業所内託児施設の保育時間を五時半から二三時半までに大幅に延長したり、体調不良時にも対応できるように看護師も常駐させ給食以外にも補助的な食事を用意するなどして工場勤務の女性社員の子育てを支援しているが、このような例はきわめて少ない［朝日新聞、2006 a］。

その他の支援としては、時短を認めたり時差出勤やフレックスタイムを導入したりしている企業や、在宅勤務やサテライトオフィス勤務を試行している例もある。

時短についても、男性でも取得できる雰囲気作り（上司や同僚からの励まし）も大切であることを示している例や、そこで空いた分を退職者を登録して代替要員に活用する資生堂の例［朝日新聞、2006 e］もある。

さらには、男性社員の取得を後押しするために、条件を緩和し、最初の五日間は有給にし、配偶者が専業主婦でも取得でき、短期の休暇ならば口頭の申請でも受け付けるなどという旭化成、そして、それ以外にも「配偶者が養育できる」場合でも育児休業を取得できるように条件を緩和する企業も出ている［朝日新聞、2006 e］。

②経済的支援（休業期間中、企業からの給付が80％未満ならば雇用保険から最大30％の給付：復職後六ヶ月の勤務で一ヶ月につき10％をさらに給付）

二〇〇四年の労務行政研究所［2004 a］の調査によれば、休業中無給が95.8％であり、法を上回る休業期間の制度があっても、大半が一年以内に復帰するという実態は、単に仕事上でのブランク期間が長くなるからという理由だけでなく、こうした経済的理由も大きい［労務行政研究所、2005 a］という指摘も納得できるし、男性の育児休業取得者が少ない理由もそこに見え隠れする。

この経済的側面に属する社会保険料（健康保険と厚生年金保険）は、本人事業主負担分とも免除される［東京都産業労働局、2005］が、法を超えた部分は給与同様本人負担分は本人が負担しなければならない。つまり無給の上に本人負担分の拠出という二重苦が待っているのである。ローランドでは、法を超える部分の本人負担分を互助会から給付する制度を作っている。

また、不就業扱いであった配偶者出産休暇を有給で五日までに拡大したソニーのような例もある［朝日新聞、2006 e］。

③子の看護休暇

各国で早くから立法化されわが国でもやっと二〇〇五年から施行されるこの制度は、働く人々が一人当たり一年度に五日間取得でき、労働者の過度の負担がかからない形の手続きが事業主に求められている［東京都産業労働局、2005］。労務行政研究所の二〇〇四年の調査［労務行政研究所、2004 a］では、四分の三の企業がこれを付与していない。その一方で、花王やカミテのように有給で、制度を運用している企業もある。

カミテは、秋田県小坂町にある従業員三三名（平均年齢男性三〇歳、女性三一歳）の、プレス金型の設計・製作、プレス加工のメーカーで、少数精鋭を標榜している。従業員にとって、長く勤め続けるためには子育てと仕事の両立できる環境が必要になる。

そこで、同社は、⑴事業内託児所（保育士二名が常勤）を設立し、⑵満三歳までの育児休業を制度化（二〇〇五年三月時点では、休業取得者全員が一年以内に復職）し、職場復帰直後研修もある、⑶育児短時間勤務制度は、数時間の勤務から徐々に伸ばして通常の就業時間にする（介護短時間勤務の利用者あり）、⑷妊婦特別有給休暇制度は、四〇時間を時間単位で有給で付与する、⑸配偶者特別有給休暇制度は、配偶者が出産する男性社員に出産時二日の特別有給休暇に加えて子一人につき五日間（四〇時間）有給で付与する、など法に定めた以上のことを実施している。

そのような子育て支援の積極化以降、製造部品の不良率が低下したり、優秀な人材の採用が容易になるなど人材確保力が向上した、とのことである。

［労務行政研究所、2005 a］

カミテの優れているのは、男性の育児休業以外、該当者が100％取得していることである。このような、誰もが利用するという風土作りも、評価されねばならない点である。また、休業者が生じた際は、多能工化、異動や協力工場の活用、新規採用などさまざまな形で対応していることも評価されねばならないことである。それがなければ制度は画餅に帰してしまう。

(4) ファミリーフレンドリーをめぐる課題

ファミリーフレンドリーという言葉は、その恩恵が、幼い子どもがいる働き手にしかもたらされなかったり、社外の配偶者への恩恵がなかったり、それ以外の働き手の長時間・過密労働を放置したりしたことなどによっていつしか勢いを失った［竹信、2006］というような評価があり、近年はワーク・ライフ・バランスという言葉が盛んに喧伝されるようになってきたが、ここでは、それも踏まえた上で、ファミリーフレンドリー施策に関する課題を見てみることにする。

① 育児後の再雇用

シャープは、出産育児で退職しその後復職を希望する社員全員に再雇用を保証する制度を導入することにしたと発表した［朝日新聞、2006 c］。具体的に見ると、対象は男女社員で、子どもが小学校に入学するまでの最長七年間で、二〇〇六年四月からスタートする。以前の退職から五年以内の元社員で社内選考があり復職の例はほとんどないというものから、ほぼ無条件に受け入れるというものに変え、同時に、不妊治療を希望する社員に上限五〇〇万円年利2.8%の特別融資を行うという制度を開始する、というものである。

このような制度は、希望すれば全員が再雇用されるので雇用の安定という面では、非常に大きな安心感になり、メンタルヘルスの上ではメリットは大きい。しかし、再雇用時の職種や待遇がどうなるか明確でない（現状では、今後の詰めが残っているとのこと）という点と、経済的な保障に関して若干の不安はある。それがないとしても、このような長期間仕事を離れると、皆に取り残されるという不安があり、それが、現在の一年の育児休業期間すら全て使い切らない状況につながっている、との声を聞くことも多いので、どのような形で企業や職場とコミュニケーションをとり、企業の状況を把握し続けることができるかが大きな課題である。それがうまくできれば、子育てを充実させなおかつ復職後の適応にも不安がなく、子育てに専念したい人や子の成長を人任せにするのが不安な女性が安心して、子育てに励めることになる。そこで考えられるのが、定期的に職場を覗いてみたり社内報などを送付したり、さらには、上司と年に一、二度の面接をするなどの、休職者と職場の接点を作る仕掛け作りである。現場サイドから見れば、一見煩瑣ではあるが、再就職受け入れ後の適応の円滑さをはかるためには、少しずつ時間を割いておくことが、望ましいように思える。

② 労働組合の役割

二〇〇六年の春闘では、久しぶりに賃上げ要求が話題になったが、その一方で、「ワーク・ライフ・バランス」も労使共通のテーマになっている。その背景には少子化があるようで日本経団連や連合が春闘の課題として取り上げ、新日本石油は、介護や育児などの時間が必要な社員などを対象に、短時間勤務制度の導入を労組に提案し、NECでは、配偶者が育児に専念していても取得できる育児休業を組合が要求した例などが紹介されている［朝日新聞、2006 b］。さらには、松下電器［朝日新聞、2006 d］のように、労働組合の要求を大幅に超えて、育児休業を就学前までに伸ばすという回答を出すだけでなく、育児のための在宅勤務や週二～三日勤務、半日勤務などが可能な勤務制度を充実させる、という企業もある。このような労使あげての取組みも働きながら子育てをすることをより容易にすることに役立っていくであろう。そういう意味で、これらの組合の活動は貴重である。

③ 上司の役割

働く女性のメンタルヘルスを考える上で、考慮しなければならないのが上司の存在である。すでに見たように女性の管理者の割合は上にいくほど低く、課長レベルでは一〇人から二〇人に一人である。そうであれば、男性が女性を管理・監督するというのが一般的になる。その際、上司が性別役割分業観や女性に対するステレオタイプからどれだけ自由でいられるのか、無意識のセクシャル・ハラスメントをどのように抑制できるか、ということは、女性の働きやすい環境づくり、ひいては、メンタルヘルスの上で、非常に重要なことになる。日本経済新聞［2006 c］は、銀行業界の女性活用の実態に関する記事の中で、男性管理者の中には育児休業を申請してきた女性に「一年も休むの」といった言葉を返す人がいたりすることや、「会社が本気だということをどうやって管理者や女性に伝えるかが課題」と担当者が強調している、という例を紹介し、管理者の意識改革の重要性を指摘している。

このようなある面で無意識なセクシャル・ハラスメントや差別が、女性の仕事に大きな影響を与える管理職の中に根強く存在するということは、メンタルヘルスの上での大きな問題である。野原［1997］が指摘するように職場のメンタルヘルスで重要なことは、上司が部下の「心の病」の芽を早期に見つけて、適切に対応することである。そのような重要な鍵を握る上司が、メンタルヘルスの阻害要因になっているという現実は、憂慮すべきことである。メンタルヘルスは生産性を左右する組織の課題である以上、管理職がかかわるべき本業である［鈴木、2005］ことを、管理職や幹部職は銘記し、自らの内にある性別役割分業観の排除がその第一歩であることをきちんと認識しなければならないであろう。

また、紀陸［2006］は、ワーク・ライフ・バランスの視点から、子どもを持つ部下が週一日でも早く帰る日を設けたり、授業参観や子どもの地域イベントへの参加のために休暇をとることに対して、許容し合える職場風土を作ることが管理者の重要な役割であり、仕事と家庭の両立をはかりたいと思っている部下などに配慮すべきとしており*、そのようなソーシャル・サポートの提供者としても上司の役割は大きい、という点も看過してはならない。

＊このような、日本経団連の視点に対しては、もっと積極的に、働く人々の非仕事生活に配慮すべきであり、残業規制を強化し、全うな家庭生活を送れるようにすべきであるとか、子どもの行事への参加などには当然の権利として休暇を認めるべきであるという主張は当然他方にはあり、そのようなことでお茶を濁すのかという批判は当然出てくるであろう。

5 EAP

職場のメンタルヘルスを支える基幹システムとして欧米の多くの企業に取り入れられているものにＥＡＰがある［田中、2001］。ＥＡＰ（従業員援助活動：Employee Assistance Programs）は、生活の中の諸問題――ストレス、アルコール中毒、家族問題、対人葛藤など――が、大部分の人々の関心事になり、作業能力と生産性に影響を持つようになったので、従業員に適切な専門的援助を与えるために、従業員とその家族を対象に行われる［Lewis & Lewis, 1986］とされている。このＥＡＰは、アメリカで一九四〇年代にアルコール依存の従業員に対して行われたのが始まりでありとされ、生産性向上と労災の予防、医療費の軽減、社員・家族のＱＷＬの向上などのメリットを持つと言われている［ジャパンＥＡＰシステムズ、2005］。

現在の米国のＥＡＰのサービスは当初のカウンセリングから、退職や転職相談・支援も含むキャリアカウンセリングや予防教育活動、法律相談、ワークライフサービスまで領域を拡げているとされている［ジャパンＥＡＰシステムズ、2005］が、わが国では、企業のメンタルヘルスやカウンセリング、メンタルヘルス不全による求職者の復職支援など［労務行政研究所、2005 b］が主のようである（**表2**）。

このようにＥＡＰがその領域を広げる背景には、クーパーら［Cooper, Dewe & O'Driscoll,

2002］が、グローバリゼーションがアウトソーシングやパートタイマーなどのフレキシブル労働力の増加を導き、そのような変化が職場のストレスの増加を導くであろうからＥＡＰが必要であると指摘するように、雇用や雇用環境の多様化、また、柔軟な労働（柔軟な労働時間、労働の場所）は、仕事−家庭コンフリクトを減じるが、その一方で両者の境界があいまいであるというような新たなストレスに満ちた労働条件を生じる［Tetrick & Quick, 2002］というような、勤務形態の多様化による生活の変化などがある。それ以外にも、社会の価値観の変化とそれに伴う変化のスピードを超えたり、逆に乗り遅れて、社会規範から逸脱する働く人々の増加が、考慮されなければならない。

では、わが国のＥＡＰの現状はどのようなものであろうか。労務行政研究所［2005 b］の調査では、ＥＡＰを利用している企業は全体で８％しかなく、従業員一、〇〇〇人以上の企業が14.8％なのに対し、それ以下は５％に満たない。また、それに対して効果を肯定的にとらえている企業はほぼ三分の一で、五割弱が「分からない」としている。このように、わが国でＥＡＰの利用が少ないのは、仄聞するところによれば、主にうつ病など臨床的な症状のケアとしてのサービスに主眼が置かれ、それを担うのが臨床的なカウンセラーや医師に過度に偏っているためのようにも思える。メンタルヘルスの領域を大きく取り、ＥＡＰの対象をメンタルヘルス不全の結果としての心の病に限定することなく、キャリア発達支援や対人関係の葛藤処理の相談、仕事生活と非仕事生活とのバランスの確保への支援などメンタルヘルスを保つための広範な生活・人生のＱＯＬをいかに保ち向上させるか

表2　EAP サービスの内容［田中、2001］

〈個人に対するサービス〉
○問題点の整理とアセスメント
○短期カウンセリング、問題解決のための介入
○専門家への紹介とその後のフォローアップ
〈管理職／組織に対するサービス〉
○相談・教育・支援活動：
問題を抱えた従業員の管理の仕方
作業環境の改善の仕方
従業員の業務遂行能力改善の方法
EAP の利用についての従業員とその家族への情報提供に関すること
○紹介先医療機関などの整備や連携づくり
○メンタルヘルス不調者に受診を勧奨することに関する相談
〈その他〉
○EAP サービスに関する評価の確認

に資するためのサービスと考えれば*、利用のニーズは高まり、導入企業も増えるように思える。

*これを田中［2001］は、Broad brush EAPという言葉で紹介している。

6 まとめ

働く女性のメンタルヘルスを見る上での切り口を、性別役割分業感に支配されることから生じる企業内における意識的・無意識的な不利・不快な処遇、そこから派生するキャリア発達の阻害、育児・家事と仕事の綱引き（葛藤）などにおくとすれば、働く女性のメンタルヘルスを阻害する要因は非常に大きいと言わざるをえない。

そのような状況を改善しようとすれば、根源的には、社会の性別役割分業観や女性が働くことに対するステレオタイプ（働く女性観）を、男も女も改め払拭しなければならないし、それを推し進める国の施策や法律に沿って行動することが、企業の社会的責任であることを経営者が銘記する必要もある。

もうひとつは、国や企業の問題でもあるが、出産・育児をどのように捉えるかというわれわれ国民の姿勢も問われている。子育ての〝公〟化（子育て負担の共有）が進み、出産・育児や子どもに手がかかる時期に子どもの病気などで突発的に休むとき、周りに気兼ねせずに休めることも不可欠である。マクロミル［2002］の「ワーキングマザーに関する調査」では、子育てと仕事の両立における悩みの一位が、「子どもが病気で遅刻や欠勤することがあり、周囲に迷惑をかけてしまう」72.2%であり、休みづらい雰囲気が強いことを示している。気兼ねなく休めることができれば、働く母親は、もっと伸びやかに仕事と家庭生活を楽しめるはずである。そのためには、社会のために自分の子を育てているのだから、子どもが病気ならば、休んだり遅刻したりするのは当たり前と思えるような、母親（父親）側の構えが必要になる。逆に、それを口実にするようなことがないという職業倫理の確立も要求されるが、そのような構えを持てるような社会が先に形成される必要があろう。

また、そこまで開き直れなくても、近年の仕事は、流れ作業に代表されていた組み立てラインでさえも一人屋台方式で、フレックスタイム制導入が可能になり周りに迷惑をかけないですむ仕事の仕方になってきており、「全員一丸、一人でもペースを乱すメンバーがいると困る」というような時代ではないはずであるし、また、子育て中の働く女性（男性）に関しては仕事の進め方を変えても良いような仕事作り（責任を軽減したり、質を落とせと言っているわけではない）を考えることも可能なはずである。そのような部分に積極的に企業は、配慮していく必要があろう。そのようなことを全てコストととらえ、排除していくのか、それとも企業と社会との共存のプロセスとしてとらえるのか、企業の社会観や人間観が、問われることになる。さらにいえば、今や、働く人々が男女を問わずより働きやすい環境を作るという投資を通して、人的なストックを高め企業の活力を向上するという思考*への転換点にあるのではないか、とも言えよう。

また、父親も家族のメンバーの一人ならば家事や育児に積極的に参加しなければならな

*ただし、このような米国流のワークライフバランス、すなわち、企業の成功を導く手段として、有能な従業員獲得のために行われるプログラムという視点で、子育てなどの支援を捉えることが好ましいかどうかという点については、社会的なセイフティネットという視点でワークライフバランスを志向する人々とはおのずから論議が別れる。筆者自身は、後者の視点に立っている。このような定義については、廣瀬［2006］を参照されたい。

い。現状では、今まで見てきたように、それは非常に困難である。しかしながら、果たして、子育てを中心にした家事は女性の責任であろうか。少なくとも、育児の責任は男性にもあるはずである。問題は、性別役割分業観に支配された男性がそれを放棄していることと、放棄させるように社会の枠組みの中で強いていること、その結果、男性が仕事に縛り付けられ時間の余裕を持てないことである。また、筆者は、今までにも指摘したとおり、出産・育児は、日本社会にとって不可欠のものであり個人や個々の家庭の責めに帰されてはならないのであり、〝公〟の営為としてみなすべきである、と考えている。少なくとも、昨今の少子化対策は、遅ればせながらそこに向かっているとしてよいものと思われる。そうであるのならば、育児期にある働く女性だけでなく男性についても最大限の便宜がはかられるべきである。その便宜の中には、労働時間の長短の調整や男性の家事参加の余地の拡大も当然含まれる。逆に言えば、そこで生じる労働時間の長短などがその後の処遇にマイナスに反映されては(さらに言えば、そうなるであろうことを前提に、それ以前から割り引いた処遇などされては)ならないと言えよう。何よりも、男性の長時間労働を前提にした仕事の組み立てや処遇などの雇用管理はあってはならないのである。松田[2005]は、「夫の家事・育児参加をすすめるということは、育児期の男性の労働市場における過度な労働時間を短縮して、彼らが家事・育児に振り向けられる時間をつくり、その分女性が市場労働に投入できる時間を増やすということである。(中略)そのためには、まずは育児期の男性が就業規則通りに働くことができるようにすることが、直近の目標になるだろう。」と述べているが、労働基準法の基本精神は、人たるに値する生活を送るための最低基準を定めることにあり、一週間四〇時間以下、有給休暇の完全消化が大前提であるはずである。

再度強調したいのは、最低限、男性が法の遵守を貫徹するだけでも、働く女性に時間的な余裕をもたらし、労働時間の拡大だけでなく精神世界の拡大やそこにおける成長の可能性は大きくし、メンタルヘルスの促進がはかれるであろう、ということである。

これらの課題は、別の面から見ればそこに参加する個人の自覚も問われていることになる。

同時に、企業もそこで働く人々も、その企業の環境である顧客や消費者はその企業が提供する商品やサービスだけを見ているわけではなく、その後ろにある企業を見ていることも忘れてはならない［山口、2004］。企業の社会的責任活動（ＣＳＲ活動）には、優れた人材の確保と動機づけが含まれるという指摘もある［山口、2004］。ＣＳＲがお得かどうかの論議［岩井、2005］は別として、企業の利益とは何か、誰に還元すべきものなのか、という視点から、われわれ日本国民が企業活動を見直し、社会制度のひとつとしての企業、そしてその企業に参加して社会に影響を及ぼしている個人である、という自覚を持つことが求められよう。そこでは、かつて言われたグローバル・スタンダードという、ある面で株主（出資者）の利益を追求する視点や効率と企業の利益を最優先することが善であるという思想が、われわれ社会に何をもたらすのかという反省に立って、真に地球規模で、長期間にわたってわれわれの生活を豊かに価値あるものとできる社会のあり方が問われることになる。* 日本の働く人々を例にとるのならば、子育てがハンディにならず女性の成長機会を阻害しない仕掛け作りや、自分自身のための時間を持ち地域社会にも関与できる時間を持つことを通して、働く人々が精神的な健康を維持し総体的に成長できる。そのことが企業を伸ばし健全化し、家庭や社会を築くことに役立つという意識を、社会全体が共通して持てる社会作りが模索されることになろう。

基本的には、男も女も〝ひと〟として自律的に行動し、その中で成長し続けることを通して精神の健康を保ちながら生活することがメンタルヘルスを健全に保つ上で求められている。そして、それを支援できる企業が、きちんと人材*を確保し、存続・発展できるということであろう。つまり、働く人々のメンタルヘルスを維持できる人事・労務管理ができる企業が、〝社会（市場という概念では狭すぎる）〟という環境に適応し、生き残れるのである、という視点を企業が持つことが求められている。そのことは、一企業の問題でもあるが、社会全体もまたそうなるべきなのである。

最後に、少し長くなるが、第4章で見た福井産業健康センター［中上ほか、2002］の報告書を引用してこの章のまとめとしたい。

「今まではこれ（子育て）*は個人の絆によって行われていたが、今後は地域、社会、職場が重複して、広く安定した支援を果たすべきではなかろうか。そこで、職場のメンタルヘルスを増進するために「仕事場に家庭の事情や地域の行事を持ち込もう」と提案したい。

*このような論議は、岩井［2005］や前屋［1999］に詳しい。

*人材という表現が好ましいかどうかは疑問である。

*（ ）内筆者

女性でも四〇年間勤続する時代がきている。子育て期間などその半分にも満たない。例えば正社員の四時の退社、週休三日などができれば子育て中の女性は助かる。目新しいことではなく、保育園のお迎えのために毎日三〇分の早退や介護のための昼休みの延長、農繁期など、個人の事情に応じた休暇は昔からあったはずである。それが特別扱いではなく、誰にでもある人生の一時期の状態として職場でも社会でも受入れたいものである。正社員とパート社員の格差、家庭における男女の役割の違いについて、お互いに足を引っ張り合いたくないものである。」

まさにこれこそが、仕事生活と非仕事生活のバランス（ワーク・ライフ・バランス）を取りながら、他者への迷惑感や、自分の時間のなさに苦しむことなく、精神的に安定して〝ひと〟らしく働き、人生を全うできる生き方ではないであろうか。何もこれは、子育てに限らず、働く人々が生きていくことに関わる全ての指針であるとしてよいであろう。

最終的には、企業や職場の効率や経済性、ひいては、社会の効率や成長をわが国の社会がどこまで追求するのかの問題となろう。成長し続けることの価値と、何を持って成長や意味のあること（価値）とするのか、経済成長なのか、国民の精神的なゆとり感の増大なのか、という価値判断がわれわれに問われており、それを現実場面で体現しているのが、現在の地球を動かす経済というものの活動を具現化する巨大な社会制度である企業であると言えよう。

（小野公一）

引用・参考文献

アイデム　2005　『平成17年版　パートタイマー白書』

秋山典子　2004　「女性の能力開発への取り組み」『労働の科学』　第59巻第2号　21–22 P.

網野武博　2005　「社会的親による子育て支援の意義　―共助の理念の再生に向けて―」『Labor Research Library』第5号 7-10 p.

荒木葉子　2004　『働く女性たちのウエルネスブック』慶應義塾大学出版会

Armstrong, M. 1995 *A handbook of personnel practice(5 th ed.)* Kogan Page.

朝日新聞　2006 a　「トヨタ託児所大幅延長」『朝日新聞（愛知）』一月三〇日

朝日新聞　2006 b　「仕事―家庭　多様な両立労使で探る」『朝日新聞』　一月二六日朝刊

朝日新聞　2006 c　「育児後の再雇用「保証」」『朝日新聞』三月一〇日朝刊

朝日新聞　2006 d　「育休、一気に「就学前まで」」『朝日新聞』三月一一日朝刊

朝日新聞　2006 e　「選択肢広げ、使いやすく」『朝日新聞』三月二三日朝刊

朝倉むつ子　2004　「女性差別撤廃条約」『労働の科学』第59巻第2号　5–8 p.

馬場房子　1982　『働く女性の心理学』白桃書房

Cooper, C. L. Dewe, P. & O'Driscoll, M. 2002 Employee assistance programs　In Tetrick, L. E. & Quick, J. C. (Eds.), *Handbook of occupational health psychology*, American Psychological Association.

第一生命経済研究所　2003　加藤　寛（監修）『2004–2005 ライフデザイン白書』第一生命経済研究所

舩橋惠子　1998　『出産・育児支援の鍵になる政策は何か』『勤労者福祉』第47号　8–11 p.

廣瀬真理子 2006　「「ワークライフバランス」をめぐる諸外国の動向」『Labor Research Library』第13号　7–10 p.

平田未緒　2004　「パート・アルバイトの戦力化・活性化策」『労政時報』第3632号　31–35 p.

一杉一子　2001　「職場におけるセクシャルハラスメントの防止」『現代のエスプリ　変貌する職場のメンタルヘルス』至文堂　123–128 p.
犬塚尚美　2005　小野公一ら　「キャリア発達支援としてのキャリア・カウンセリングの実践と期待」（小野公一らとのシンポジウム）『産業・組織心理学研究』第19巻第1号　61-83 p.
岩井克人　2005　『会社は誰のものか』平凡社
ジャパンＥＡＰシステムズ（編）　2005　『ＥＡＰで会社が変わる』税務研究会出版局
鐘ヶ江晴彦・広瀬裕子（編著）　1994　『セクシャル・ハラスメントはなぜ問題か』　明石書店
紀陸　孝　2006　「日本経団連の考えるワーク・ライフ・バランス社会とは」『Labor Research Library』第13号　19–22 p.
厚生労働省　2002　「二〇〇一年度女性雇用管理調査」『労政時報』第3550号　45 p.
厚生労働省　2003　「子育て支援策等に関する調査研究」　報告書概要版　http : //www.mhlw.go.jp/houdou/2003/05/h 0502–1 b.html（2006.01.16.）
厚生労働省　2004　「コース別雇用管理制度の実施状況と指導状況」http : //www.mhlw.go.jp/houdou/2004/07/h 0723–7.html（2006.03.15.）
熊本産業保健推進センター　2001　『女性労働者のストレス対処能力の向上と支援システムの構築に関する調査研究』
Lewis, J. A. & Lewis, M. D. 1986 *Counseling programs for emploees in the workplace.*（中澤次郎（編訳）1997　『ＥＡＰアメリカの産業カウンセリング』日本文化科学社）
前屋　毅　1999　『グローバル・スタンダードという妖怪』小学館
マクロミル　2002　「公開調査データ　ワーキングマザーに関する調査」http : //www. acromill.com/client/r_ data/20021022 workmo/main.html（2006.03.09）
Marquardt, M. J. & Loan, P. 2006 *The manager as mentor*. Praeger.
松田茂樹　「男性の家事・育児参加と女性の就業促進」橘木俊詔（編著）『現代女性の労働・結婚・

子育て』ミネルヴァ書房
椋野美智子　1998　『勤労者福祉』第47号　12–17 p.
武蔵野市　2003　『平成14年度　武蔵野市男女共同参画に関する意識調査』
中上光雄・梅澤有美子・日下幸則・長沢澄雄・間所重樹　2002　平成一四年度　労働者健康福祉機構（業保健調査研究課題一覧（平成五年度～一六年度））（http://www.rofuku.go.jp/sanpo/kadai/kadai.html）2006.12.06.
日本人事行政研究所　2004　「非常用雇用者の雇用状況」『労政時報』第3632号　72–77 p.
日本経団連　2006　「大手企業における子育て環境整備の実態」『労働と経済』第1424号　58–60 p.
日本経済新聞　2005　「一般職のやる気引き出せ」『日本経済新聞』九月一四日夕刊
日本経済新聞　2006 a　「パート確保へ厚遇競う」『日本経済新聞』二月七日
日本経済新聞　2006 b　「流通パート正社員化加速」『日本経済新聞』五月一九日
日本経済新聞　2006 c　「女性活用の流れ銀行も巻き込む」『日本経済新聞』六月一六日
日本労働研究機構　2001　「ファミリー・フレンドリーについての調査」（http://www.jil.go.jp/jil/statistics/web/200104.html）2006.12.06.
日本労働研究機構　2004　「育児と仕事との両立に関する調査」『労政時報』第3617号　62–67 p.
21世紀職業財団　2004　『「企業の女性活用と経営業績との関係に関する調査」結果報告書』21世紀職業財団
21世紀職業財団　2005　『セクシャル・ハラスメント裁判例集』21世紀職業財団
日経産業新聞　2006　「介護退職の多さ　課題」五月五日
野原容子　1997　『メンタルケア読本』実務教育出版
小野公一　2000　「看護職におけるメンタリング5」『看護展望』
小野公一　2003　『キャリア発達におけるメンターの役割』白桃書房
小野公一　2006　「キャリア発達が〝生きがい〟感に及ぼす影響」『日本労務学会第36回全国大会論

文集』393–400 p.
小野公一・西村康一　1999「ソーシャル・サポートとメンタリング」『亜細亜大学経営論集』第34巻第2号　39–57 p.
太田　肇　2006『「外向きサラリーマン」のすすめ』朝日新聞社
労働政策研究・研修機構　2006 a「働き方に関する就業者の意識」『労働と経済』第1420号　27–31 p.
労働政策研究・研修機構　2006 b「仕事・働き方に関する正社員・パート等の意識」『労働と経済』第1425号　43–48 p.
労務行政研究所　2004 a「育児・介護休業制度の最新実態」『労政時報』3630号　62–77 p.
労務行政研究所　2004 b「パートタイマー戦力化の最前線」『労政時報』3632号　2 p.
労務行政研究所　2005 a「企業における子育て支援」『労政時報』第3650号　2–5 p.
労務行政研究所　2005 b「最新メンタルヘルス対策」『労政時報』第3652号　2–11 p.
労務行政研究所　2005 c「成果主義化で、設計・運用に工夫を凝らすコース別人事制度の最新事例」『労政時報』第3661号　2–5 p.
新谷和代　2005「地域による子育て支援活動に参加して」『帝京大学 心理学紀要』第9号　37–51 p.
総務省　2002『男女共同参画社会に関する国際比較調査』総務省ホームページ
鈴木安名　2005『人事・総務担当者のためのメンタルヘルス読本』労働科学研究所
社会経済生産性本部　2002『産業人メンタルヘルス白書　増える働く人の「心の病」』（2002.12.03.）
職場の女性問題研究会（編）　2003『女性と労働110番［全訂増補版］』民事法研究会
竹信三恵子　2006「ワーク・ライフ・バランスとは何か」『Labor Research Library』第13号　11–14 p.
田中克俊　2001「ＥＡＰシステム」『現代のエスプリ変貌する職場のメンタルヘルス』至文堂
Tetrick, L. E. & Quick, J. C. 2002 Prevention at work In Tetrick, L. E. & Quick Quick, J. C. (Eds.), *Handbook of occupational health psychology*. American Psychological Association.
東京都王子労政事務所　1999『育児・子育てと就労に関する意識・実態調査』

東京都産業労働局（編）　2005　『2005年版働く女性と労働法』東京都産業労働局
山田秀雄（編著）　2004　『Q＆Aセクシャル・ハラスメントストーカー規制法解説第2版』三省堂
山口義行　2004　『経済再生は「現場」から始まる』中公新書

あとがき

働く女性のメンタルヘルスについて書きなさいと共著者の馬場房子先生に言われてから、早くも三年が経ってしまった。その時は、馬場先生の古希に合わせてと思っていたが、大幅に遅れてしまい、このシリーズの関係者の皆様に多くの迷惑をおかけしてしまった。とりわけ、校正を含め足掛け四年の作業で、最初のころに集めたデータは古くなるし、当初の執筆意図はあやふやになるしということで、ゆまに書房編集部の高井健さんには大変ご迷惑をおかけし、本当に申し訳なく思っている。

当初は、働く女性の仕事生活におけるメンタルヘルスそのものをと思ってデータ集めやヒアリング調査などを試みた。第1・2章は、働く女性のライフイベントやそこでのメンタルヘルスの問題を大局的に捉え、まさに、タイトルの『「働く女性」のライフイベント』どおりの記述になっているが、3章以降の具体的な記述の中では、結局は、最近の筆者の関心事であるキャリア発達と、その阻害要因とされることが多い、⑴出産・育児などの家事役割、⑵職場におけるジェンダーにまつわるさまざまな不平等の問題、に関心が集中し、そのことの克服のためにどのようなサポートがさまざまなレベル（国や地方行政、家庭や地域社会、職場）で行われているか、行われることが望ましいのか、という記述になってしまい、ライフイベントの全体像に関して十分展開しえなかったのではないかと感じている。その意味で、サブタイトルの——そのサポートの充実をめざして——が、物足りないものになったのではないかと危惧している。

二〇〇三年三月七日の午後、渋谷の国連大学で、内閣府主催の『少子化対策を考える国際シンポジウム』が開かれ、少子化傾向を免れているスウェーデンとフランスの雇用や家族問題の行政担当者がそれぞれの国の実情を紹介していた。そこでは、働く女性が子育てをしながら社会進出しその社会的地位を高めるためには、育児の担い手や仕事の場におけるジェンダーの平等に関するさまざまな国民的合意が必要であり、それに基づいて、育児に関する多額の補助金の支給や、男女がともに取れる長期の育児休暇（所得の減少はごくわずかである）が設定されていることが論じられ、また、労働時間や税制のあり方なども視野に入れられた論議がなされていた。わが国の働く女性の活躍の場を広げメンタルヘルスを向上させていくためには、これらの点に関するわが国の社会の立遅れ（もしくは、そこまでしなくてもよいという国民の意識）に関する論議が、もっと必要ではないかということを痛切に感じた。本書が、そのような論議の一翼を担うことができれば幸いである。

なお、本書の執筆にために、多くの皆様に直接的・間接的に長時間のヒアリング調査の相手をお願いしたり、お仕事中に突然の電話で問合わせにお答えいただいたりするなど、大変ご迷惑をおかけしている。それらの皆さんのご厚意に十分答えることができなかった点には、深くお詫びをしたい。また、皆様からお話いただいたことに関して内容に誤りがあるとすれば、すべて執筆者の責任において生じていることを明記したい。

本書は、その性格上、法律との関連が深い部分が多く、法律用語やそれに関連する言い回しの的確な使用や条文の解釈などは、筆者の手に負えない部分も少なくない。それらの点に関しては、亜細亜大学法学部助教授の川田知子先生にご指導を仰いでいる。この場を借りて、深く感謝の意を表したい。

二〇〇七年三月一五日　小野公一

【執筆者一覧】

◆第１章・第２章◆
馬場房子（ばば・ふさこ　亜細亜大学名誉教授）
◆第３章・第４章・第５章・第６章◆
小野公一（おの・こういち　亜細亜大学経営学部教授）

◆シリーズ　こころとからだの処方箋◆⑫
「働く女性」のライフイベント
――そのサポートの充実をめざして――

二〇〇七年四月二十五日　第一版第一刷発行

著　者　馬場《ばば》房子《ふさこ》（亜細亜大学名誉教授）
　　　　小野《おの》公一《こういち》（亜細亜大学経営学部教授）

発行者　荒井秀夫
発行所　株式会社ゆまに書房
〒一〇一―〇〇四七
東京都千代田区内神田二―七―六
振　替　〇〇一四〇―六―六三一六〇

印刷・製本　藤原印刷株式会社
カバーデザイン　芝山雅彦〈スパイス〉

落丁・乱丁本はお取り替え致します
定価はカバー・帯に表示してあります

ISBN978-4-8433-1824-9 C0311